DIE WAHRE KETOGENE ERNÄHRUNG

Ein kompletter Leitfaden zum gesunden Abnehmen mit der effektivsten Diät aller Zeiten. Inklusive 21-Tage-Diätplan.

Margherita Perri

© Copyright 2023 by Margherita Perri - Alle Rechte vorbehalten.

Der Inhalt dieses Buches darf nicht ohne die direkte schriftliche Genehmigung des Autors oder des Herausgebers reproduziert, vervielfältigt oder übertragen werden.
Unter keinen Umständen können der Herausgeber oder der Autor für Schäden, Reparaturen oder finanzielle Verluste, die auf die in diesem Buch enthaltenen Informationen zurückzuführen sind, rechtlich verantwortlich oder haftbar gemacht werden. Entweder direkt oder indirekt.

Rechtlicher Hinweis: Dieses Buch ist urheberrechtlich geschützt. Dieses Buch ist nur für den persönlichen Gebrauch bestimmt. Es ist nicht gestattet, Teile dieses Buches oder den Inhalt ohne die Zustimmung des Autors oder Herausgebers zu verändern, zu vertreiben, zu verkaufen, zu verwenden, zu zitieren oder zu paraphrasieren.

Haftungsausschluss: Bitte beachten Sie, dass die in diesem Dokument enthaltenen Informationen nur zu Bildungs- und Unterhaltungszwecken dienen. Es wurden alle Anstrengungen unternommen, um genaue, aktuelle, zuverlässige und vollständige Informationen zu präsentieren. Es wird keine Garantie jeglicher Art erklärt oder impliziert. Die Leser nehmen zur Kenntnis, dass der Autor keine Verpflichtung eingeht, rechtliche, finanzielle, medizinische oder professionelle Beratung zu leisten. Der Inhalt dieses Buches wurde aus verschiedenen Quellen entnommen. Bitte konsultieren Sie einen zugelassenen Fachmann, bevor Sie eine der in diesem Buch beschriebenen Techniken ausprobieren.
Mit der Lektüre dieses Dokuments erklärt sich der Leser damit einverstanden, dass der Autor unter keinen Umständen für direkte oder indirekte Schäden haftet, die durch die Nutzung der in diesem Dokument enthaltenen Informationen entstehen, einschließlich, aber nicht beschränkt auf - Fehler, Auslassungen oder Ungenauigkeiten.

INDEX

EINFÜHRUNG **7**

Francescas Geschichte 11
Wie legt man ein Ziel fest? 13

WAS IST DIE KETOGENE DIÄT? **14**

Ist die ketogene Diät immer zu empfehlen? 15
Vorteile und Kontraindikationen der ketogenen Diät 17
5 Mythen, die es auszuräumen gilt 19

KETOSE **22**

Woran erkennt man, ob man sich in Ketose befindet? 23
Kann die Ketose beschleunigt werden? 24

WIE LANGE MUSS ICH DIE DIÄT EINHALTEN? **25**

Wie viele Kalorien Sie pro Tag zu sich nehmen sollten 25

DER GRUNDUMSATZ **27**

KOHLENHYDRATE, PROTEINE UND FETTE **30**

Kohlenhydrate 31
Proteine 34
Fette 35

ERLAUBTE UND NICHT ERLAUBTE LEBENSMITTEL **38**

KETO-GRIPPE ODER KETOSE-GRIPPE **40**

WIE MAN HEIßHUNGERATTACKEN UNTERDRÜCKT **42**

Ist es möglich, sich auf die Ketogenese zu verlegen? 43

ABWÜRGEPHASE **47**

NACH DER DIÄT WEITER ABNEHMEN **51**

Die Wiedereinführung von Kohlenhydraten 54

KÖRPERLICHE AKTIVITÄT **57**

SPEZIFISCHE FÄLLE **59**

Keto für Vegetarier 60
Keto für Diabetiker und Übergewichtige 63
Niedriger glykämischer Index Keto LGIT 64
Keto für Fibromyalgie 65
Molkereifrei Keto 66
Keto glutenfrei 68
Keto und Cholesterin 70
Keto in der Schwangerschaft oder Stillzeit 73

WECKEN SIE IHREN STOFFWECHSEL **75**

Diät bringt den Stoffwechsel in Schwung 77
Super-Stoffwechsel-Diät 77

LEBENSMITTEL UND ENERGIE **79**

MAßEINHEITEN **81**

ERLAUBTE UND NICHT ERLAUBTE LEBENSMITTEL **82**

Erlaubte Lebensmittel 82
Essen erlaubt, aber sparsam 83
Verbotene Lebensmittel 84

SPEISEPLAN **85**

21 TAGE KETO 89

50 KETO-REZEPTE **101**

SCHLUSSFOLGERUNGEN **102**

Einführung

Abspecken scheint der neue Trend in der Gesellschaft zu sein. Jeden Tag werden wir mit neuen magischen Methoden zum schnellen und mühelosen Abnehmen versorgt.
Die Wahrheit ist, dass es gar nicht so schwierig ist, Gewicht zu verlieren, wenn man weiß, wie man es macht. Das wirklich Schwierige ist, das neue Gewicht über einen längeren Zeitraum zu halten.

Wenn Sie übergewichtig sind und aus irgendeinem Grund feststellen, dass das Abnehmen zu einem gesundheitlichen Problem geworden ist, ist es wichtig, dass Sie zunächst die richtige Einstellung finden, eine Einstellung, die Ihnen hilft, auf die bestmögliche Art und Weise abzunehmen und vor allem, das verlorene Gewicht nicht wieder zuzunehmen.

Dies geschieht nicht durch eine einfache Diät, sondern durch einen rundum gesunden Lebensstil.

Zunächst möchte ich etwas sehr Wichtiges sagen: Alle Körper sind unterschiedlich. Das klingt banal, ist es aber nicht.
Es gibt Menschen, die von Natur aus schlank sind, solche, die einen üppigeren Körperbau haben, solche, die die Form einer Birne haben, und solche, die ein Rechteck haben. Nicht die Form oder das Gewicht an sich sind wichtig, das Wesentliche ist, dass man gesund ist und sich wohlfühlt, ich werde nicht müde, dies zu wiederholen.

Übergewicht ist sehr schädlich für die Gesundheit, und deshalb leite ich alle meine Patienten dazu an, durch eine ausgewogene Ernährung und Bewegung abzunehmen; bevor man jedoch eine Diät beginnt, muss man die wahren Gründe für unser Übergewicht kennen.

SCHRITT 1

Übergewicht ist ein Symptom und keine Krankheit, die mit Medikamenten behandelt werden muss.

Das Problem, das es zu lösen gilt, ist also nicht das Übergewicht, sondern das, was Sie zu diesem Zustand geführt hat.

Ob es sich um schlechte Gewohnheiten aus der Kindheit handelt, um mangelndes Wissen über Lebensmittel und Ernährung oder um sozialen Druck, dem Sie nur schwer widerstehen können, die Probleme können in einem Mangel an Informationen, einem Mangel an Willenskraft oder einem emotionalen Trauma liegen, das zu einem unausgewogenen Verhältnis zum Essen geführt hat (in diesem Fall empfehle ich Ihnen, einen Psychologen aufzusuchen).

SCHRITT 2

Woran sind Ihre Diäten bisher gescheitert?
Um eine optimale Strategie zu entwickeln, ist es wichtig zu verstehen, was in der Vergangenheit nicht funktioniert hat.

Vielleicht aufgrund einer rigiden Lebensmittelauswahl, zu anspruchsvoller Zubereitungen, mangelnder Organisation oder eines Schluckaufs, der Ihre Diät sabotiert hat.

Man muss tiefer gehen.

Unterschätzen Sie nicht die Tatsache, dass viele Misserfolge auf eine Organisation zurückzuführen sind, die auf Dauer nicht tragfähig und nicht zu managen ist.

SCHRITT 3

Setzen Sie sich realistische Ziele, sowohl in Bezug auf das Gewicht als auch auf die Zeit. Seien Sie sich von Anfang an bewusst, dass es Rückschläge und vielleicht auch Rückschritte geben wird. Sie müssen sich Zeit lassen und immer mit beiden Beinen fest auf dem Boden bleiben.

SCHRITT 4
Besser gemacht als perfekt.
Hören Sie nicht auf diejenigen, die "Modediäten" machen - was bei Ihrer Freundin, die durch den Verzicht auf Milchprodukte 10 kg abgenommen hat, funktioniert, wird bei Ihnen wahrscheinlich nicht funktionieren. Sie sind ein einzigartiges Individuum und es ist wichtig, dass Sie einen Weg finden, der zu Ihnen passt.

Fast alle Diäten funktionieren, aber es ist besser, eine flexible Diät zu machen, die man zu 100 Prozent einhalten kann, als eine eiserne Diät, die man zu 50 Prozent einhält. Das Ziel ist nicht, die Spitze des Berges zu erreichen, sondern oben zu bleiben, ohne abzustürzen.

SCHRITT 5
Glauben Sie nicht, dass es einfach ist. Jede Veränderung ist mit einem Energieaufwand verbunden. Es gibt immer einen Preis zu zahlen, wichtig ist nur, diese Energie nicht negativ zu bewerten.
Was Sie jetzt beginnen, tun Sie für sich, für Ihr Wohlbefinden, um in den Spiegel zu schauen und sich wieder zu mögen, aber vor allem, um gesund zu sein.

SCHRITT 6

Seien Sie ehrlich zu sich selbst, wählen Sie bewusst, indem Sie Ihre Fähigkeiten und Grenzen einschätzen. Eine Diät bedeutet nicht, dass man sein Leben an einem einzigen Tag auf den Kopf stellt, sondern dass man nach und nach kleine Gewohnheiten ändert. Das ist wichtig, damit die Diät nicht zu einem Stress wird, der dazu führt, dass man wieder aufgibt.

SCHRITT 7

Hören Sie auf zu denken, dass Ihr Leben beginnt, wenn Sie Ihr Ziel erreicht haben.

Hören Sie auf zu denken, dass Sie nur dann glücklich sein werden. Der Moment ist jetzt.

Francescas Geschichte

Francesca ist eine 32-jährige junge Frau. Sie hat zwei kleine Töchter, eine 5 und eine 2, einen Partner und einen Vollzeitjob.
Ich habe sie im September 2020 kennengelernt. Als sie zu mir ins Studio kam, schien sie ein sehr selbstbewusstes, glückliches und erfülltes Mädchen zu sein. Es dauerte nur wenige Minuten des Gesprächs, um herauszufinden, dass sie nur eine Fassade war.

Sie war entmutigt. Erdrückt von der Last der Sorge um eine Pandemie. Sie ist es leid, sich um tausend Dinge kümmern zu müssen: Kinder, Arbeit, Liebesleben, ohne jemals Zeit für sich selbst zu haben.
Nach ihrer zweiten Schwangerschaft hatte sie mehr als 15 kg zugenommen, die sie immer noch nicht wieder losgeworden war, und, was noch schlimmer war, sie hatte das Gefühl, dass es sie nicht mehr interessierte, obwohl sie ein sehr starkes inneres Unbehagen verspürte.

Nach einer anfänglichen gemeinsamen Reise, bei der wir uns darauf konzentrierten, die richtige Motivation für sie zu finden, um ihre "schlechten" Gewohnheiten zu ändern, riet ich ihr, mit einer ketogenen Diät zu beginnen.

Ich habe ihr die Grundsätze der Ernährung beigebracht (Makros, Berechnung des täglichen Kalorienbedarfs, Ersetzen von Lebensmitteln, Zwischenmahlzeiten), damit sie die Diät mit einer gewissen Flexibilität und ohne zusätzlichen Stress angehen konnte.

Es gab Zeiten, in denen ich den Eindruck hatte, dass Francesca mit der Anstrengung und dem Engagement, die nötig waren, um die von uns gesetzten Ziele zu erreichen, nicht zurechtkam.

Seien wir ehrlich, es ist nicht einfach, ein Haus, zwei kleine Mädchen, einen 8-Stunden-Tag, einen Partner und dann auch noch eine Diät zu managen.

Allmählich wurde ihr jedoch klar, dass die Sorge um sich selbst oberste Priorität hat. Wichtig ist nur, dass man auch eine erfolgreiche Mutter und Frau sein kann.

Bis heute, nach einem Jahr Zusammenarbeit, hat sie nicht nur beeindruckende 17 kg abgenommen, sondern auch entdeckt, wie erfüllend es für ihren Körper und ihren Geist ist, sich um sich selbst zu kümmern.

Vor kurzem nahm sie an einem Pool Dance-Kurs teil und änderte die Essgewohnheiten ihrer gesamten Familie völlig.

Alles, was Sie in diesem Buch finden, ist als Leitfaden gedacht, der Sie auf dem Weg zum Erfolg begleitet. Dabei verwende ich eine Schritt-für-Schritt-Methode, die bei den meisten meiner Patienten bereits unglaubliche Ergebnisse gezeigt hat.

Ich werde Ihnen sagen, was diese kleinen Änderungen sind, die einen großen Unterschied machen werden, aber bevor wir anfangen, lassen Sie uns mit...

Wie legt man ein Ziel fest?

Ein Ziel, das ein solches sein soll, muss einen Wert und ein Datum haben. Beispiel: Ich werde in den nächsten 7 Tagen 1 kg abnehmen. Ein Ziel ist kein Ziel, wenn einer dieser Teile fehlt. Ein Ziel ist spezifisch. Abnehmen ist kein Ziel, 7 kg zu verlieren schon.

Halten Sie Ihre Ziele schriftlich fest, schwarz auf weiß, und lesen Sie sie jeden Tag wieder. Wenn Sie sie erreicht haben, belohnen Sie sich, wenn Sie wollen, auch mit Essen, aber behalten Sie einen klaren Kopf.

Es braucht nicht viel, um die Anstrengungen eines Monats und noch weniger die einer Woche über den Haufen zu werfen.

Was ist die ketogene Diät?

Die ketogene Diät, auch Keto-Diät genannt, ist eine kohlenhydratarme Diät, die Ihnen hilft, in kurzer Zeit abzunehmen, ohne Hunger zu leiden.
Ursprünglich war es eine Ernährungstherapie, um die Symptome von Epilepsie und bestimmten Stoffwechselkrankheiten zu bekämpfen. Heute wird sie vor allem mit dem Ziel eingesetzt, Gewicht zu verlieren, indem ein bestimmter Mechanismus ausgenutzt wird: die Ketose.

Es gibt zahlreiche Varianten der ketogenen Diät, die jedoch alle das gleiche Muster aufweisen: drastische Reduzierung der Kohlenhydrate zugunsten von mehr Eiweiß und Fett.
Ziel ist es, dem Körper die Glukose als Energiequelle zu entziehen und ihn stattdessen zu veranlassen, die Fettreserven als Brennstoff für alle täglichen Aktivitäten zu nutzen.

Dieser Mechanismus wird als Ketose bezeichnet, ein Zustand, der den Körper dazu bringt, Ketonkörper zu produzieren.

Ketone sind organische Säuren, die von der Leber in großen Mengen produziert werden, wenn dem Körper Glukose (Kohlenhydrate und Zucker) entzogen wird, und die in der Lage sind, Energie zu liefern, die Sättigung zu erhöhen und den Appetit zu verringern.

Um diesen Stoffwechselzustand zu erreichen, ist es daher notwendig, ein Ungleichgewicht zwischen den Makronährstoffen innerhalb einer Diät herzustellen. In diesem Fall sollte der Kohlenhydratanteil sehr niedrig sein.

Beispiel: Im Vergleich zur mediterranen Diät, die 50-60 % Kohlenhydrate, 35 % Eiweiß und 10-15 % Fett pro Tag vorsieht, reduziert die ketogene Diät die Kohlenhydrate auf maximal 5-10 % der Gesamtkalorien, während sie das Fett auf 70-75 % und das Eiweiß auf 15-20 % erhöht.

Ist die ketogene Diät immer zu empfehlen?

Zunächst einmal sollten Sie bedenken, dass Sie ein einzigartiges Individuum sind, so dass nicht jede Diät unbedingt zu Ihnen passt und Ihnen Ergebnisse bringt.

Wenn Sie diese Art von Diät beginnen wollen, empfehle ich Ihnen, zuerst mit einem Arzt zu sprechen, wenn Sie Zweifel haben.

Die ketogene Diät wird hauptsächlich in 3 (sehr unterschiedlichen) Zusammenhängen verwendet:

- **Gewichtsabnahme** (immer mit ärztlicher Unterstützung);
- **Diätetische Therapie von Stoffwechselstörungen** wie chronischer Hyperglykämie, Hypertriglyzeridämie, Bluthochdruck und metabolischem Syndrom (niemals bei Vorliegen einer Leber- oder Nierenerkrankung oder eines Leidens);
- **Verringerung der mit Epilepsie im Kindesalter verbundenen Symptome** (nur wenn der Patient nicht auf eine medikamentöse Behandlung anspricht).

Es liegt daher auf der Hand, dass die ketogene Diät NICHT für jeden geeignet ist.

Vor Beginn einer ketogenen Diät muss der allgemeine Gesundheitszustand beurteilt werden, um mögliche Kontraindikationen aufzuzeigen, die Ziele und die maximale Dauer der Diät zu definieren und vor allem die Diät so zu planen, dass ein allmählicher Ausstieg aus der Ketosephase möglich ist.

Es handelt sich also um eine echte Therapie, die nicht auf "Do-it-yourself" basiert. Eine unzureichende Durchführung einer ketogenen Diät kann dazu führen, dass eine Person Ernährungsdefizite und Unzulänglichkeiten erleidet.

Nachdem der allgemeine Gesundheitszustand beurteilt wurde, muss bei der Erstellung des Ernährungsplans jede Mahlzeit unter Berücksichtigung des ketogenen Nährstoffverhältnisses strukturiert werden, d. h. die Grammzahl von Fett, Eiweiß und Kohlenhydraten muss genau berechnet werden, um einen korrekten Ketosezustand zu bestimmen.

Von der ketogenen Diät wird bei Vorliegen einer Erkrankung dringend abgeraten:
- Nierenversagen;
- Schweres Leberversagen;
- Typ-1-Diabetes;
- Herzinsuffizienz;
- Schwangerschaft und Laktation;
- Psychische Verhaltensstörungen;
- Missbrauch von Alkohol und anderen Substanzen;
- Während der Adoleszenz.

Vorteile und Kontraindikationen der ketogenen Diät

In der Vergangenheit wurde die ketogene Diät ausschließlich in der Medizin eingesetzt. Tatsächlich wurde es Probanden, hauptsächlich Kindern, verabreicht, die unter epileptischen Anfällen litten, die nicht auf medikamentöse Therapien ansprachen.
Wissenschaftliche Studien haben gezeigt, dass kohlenhydratarme Diäten in der Lage sind, Krämpfe zu reduzieren und sogar positive Auswirkungen auf die Patienten zu haben.

Seit den 1960er Jahren werden alle kohlenhydratarmen Diätpläne auch mit großem Erfolg bei der Behandlung von Fettleibigkeit und Stoffwechselkrankheiten wie Diabetes eingesetzt, da sie sich positiv auf den Blutzucker- und Cholesterinspiegel auswirken und so zu einer Gewichtsabnahme beitragen.

Heute sind die wichtigsten Vorteile der ketogenen Diät:
- Schnell abnehmen;
- Vermeiden Sie glykämische Spitzenwerte;
- Halten Sie Ihren Blutzucker- und Insulinspiegel stabil;
- Verbrennung von Fett und Adipositas;
- Erhöhung des Stoffwechsels;
- Verringern Sie Heißhungerattacken.

Was sind die Kontraindikationen?
Da es sich bei der ketogenen Diät um eine sehr unausgewogene Ernährung handelt, besteht das erste Risiko darin, dass man mit einer Reihe von Ernährungsmängeln konfrontiert wird.

Diese können, wenn sie über einen längeren Zeitraum fortgesetzt werden, irreversible Schäden im Körper verursachen, weshalb die ketogene Diät eine Diät mit begrenzter Dauer (21-30 Tage) ist.

Tatsächlich ist die Ketose ein toxischer Zustand für den Körper. Um die Ketonkörper, die sich im Blut befinden, über den Urin auszuscheiden, muss der Körper eine erhebliche Anstrengung unternehmen, die die Nieren oft überlastet.

Es handelt sich also um eine Diät, die für nieren- oder leberkranke Menschen höchst unratsam ist.

Ein weiterer wichtiger Faktor ist, dass die ketogene Diät keine Übertreibungen zulässt. Damit die Diät funktioniert, müssen ihre Prinzipien mit wahnsinniger Aufmerksamkeit befolgt werden, da eine kleine Völlerei den Ketoseprozess unterbrechen könnte, was auch der Grund dafür ist, dass es sich um eine kurzfristige Diät handelt.

Schließlich rate ich dringend davon ab, die ketogene Diät ohne die Unterstützung eines Ernährungsexperten zu beginnen.

Wir wissen oft nicht, wie es um unsere körperliche Verfassung bestellt ist, und wenn wir uns unwissentlich an eine Diät wie die ketogene Diät wagen, könnte dies unsere Gesundheit gefährden.

5 Mythen, die es auszuräumen gilt

Wie vieles im 21. Jahrhundert ist auch die ketogene Diät zu einem Trend geworden, dem man folgen kann. Deshalb ranken sich um dieses Thema viele Mythen und Legenden.

Lassen Sie uns gemeinsam herausfinden, welche fünf Mythen Sie ausräumen sollten, bevor Sie eine ketogene Ernährungsweise beginnen:

Mythos 1: Die ketogene Diät ist gefährlich.
FALSCH

Verwechseln Sie Ketose nicht mit Ketoazidose. Die Ketose ist ein physiologischer Zustand. Die Ketoazidose hingegen ist ein pathologischer Zustand, der bei Personen mit Erkrankungen wie Diabetes mellitus Typ 1 auftritt.

Ein Beispiel: Bei einem gesunden Menschen übersteigen die gebildeten Ketonkörper nicht 7/8 mmol/L, während sie bei einem pathologischen Menschen Werte von über 25 mmol/L erreichen können, was zu einer Senkung des PH-Wertes im Blut (Azidose) führt.

Mythos 2: Die ketogene Diät ist schlecht für die Nieren
FALSCH

Eine im Januar 2020 in der Zeitschrift "Nutrients" veröffentlichte Studie zeigte, dass die ketogene Diät auch bei Personen mit leichter Niereninsuffizienz sicher und wirksam ist.

Sogar im Dezember 2019 wurde in der Zeitschrift Cell Metabolism eine Studie veröffentlicht, die besagt, dass Ketose das Wachstum von Nierenzysten bei polyzystischer Nierenerkrankung verringert.

Ich rate Ihnen, immer Ihren Arzt zu konsultieren, bevor Sie eine ketogene Ernährungsweise einschlagen, wenn Sie irgendwelche Probleme vermuten.

Mythos 3: Zu viel Eiweiß
FALSCH

Ketogene Ernährung mit hohem Proteingehalt" ist ein Oxymoron.
Ein Überschuss an Eiweiß wird durch einen Prozess namens Gluconeogenese in Glukose umgewandelt.
Wenn dies geschieht, ist die Ketose gefährdet.
Aus diesem Grund kann eine ketogene Diät niemals hyperproteinisch sein, sondern ist in der Regel normoproteinisch (da es notwendig ist, den Stoffwechsel mit der richtigen Menge an Protein zu versorgen, um mageres Gewebe zu erhalten) oder sogar hypoproteinisch.

Mythos 4: Bei der ketogenen Diät verliert man Muskelgewebe.
FALSCH

Dieser Mythos wird durch den Randle-Zyklus widerlegt, der besagt, dass es einen Wettbewerb zwischen dem Zuckerstoffwechsel und dem Fettstoffwechsel gibt.
Wenn wir uns in der Ketose befinden und der Körper Fette zur Energiegewinnung nutzt, sinkt der Glukosebedarf so weit, dass es nicht mehr notwendig ist, Muskelproteine abzubauen, um Glukose zu erzeugen. Übersetzt: Der Körper spart Muskeleiweiß.

Mythos 5: Wenn man mit der Diät aufhört, nimmt man wieder mehr zu als vorher.
FALSCH

Laut einer Metaanalyse, die im renommierten American Journal of Clinical Nutrition veröffentlicht wurde, hielten diejenigen, die eine ketogene Diät einhielten, ihr Gewicht auch nach fünf Jahren besser als diejenigen, die eine ausgewogene kalorienarme Ernährung einhielten.

Denken Sie daran, dass Sie kein Risiko eingehen, wenn Ihre Diät von einem Ernährungsexperten ausgearbeitet und gewissenhaft eingehalten wird.

Der einzige Hinweis, den ich Ihnen geben möchte, ist, auf die Phase der Wiedereinführung von Kohlenhydraten zu achten, aber darüber werde ich später berichten.

Ketose

Glukose, die hauptsächlich aus mit der Nahrung aufgenommenen Kohlenhydraten stammt, ist die Hauptenergiequelle des Körpers. Allerdings wird nicht die gesamte Glukose sofort zur Energiegewinnung genutzt, sondern der Überschuss wird in so genannten Glykogenreserven gespeichert. Diese Reserven, die sich vor allem in der Leber und den Muskeln befinden, werden während des Fastens mobilisiert, so dass der Körper weiterhin Energie aus seiner primären Quelle gewinnen kann.

Bei längerem Fasten sind unsere Glykogenspeicher natürlich erschöpft, so dass unser Körper auf andere Energiequellen zurückgreifen muss, um Energie zu erzeugen.
Die zweite Energiequelle unseres Körpers ist Fett.
Indem wir Fette als primäre Energiequelle nutzen, findet in unserem Körper ein Prozess statt, der Ketogenese genannt wird.
Die Ketogenese führt zur Bildung von Ketonkörpern.
Ketone sind Säuren, die im Blut vorhanden sind und über den Urin ausgeschieden werden. Wenn der Ketonspiegel im Blut hoch ist, befinden wir uns in der Ketose. Selbst wenn die Ketonkonzentration sehr hoch ist und über längere Zeit anhält, hat die Ketose schädliche Auswirkungen auf unseren Organismus.

Normalerweise folgt auf den Begriff "Ketose" immer ein weiterer Begriff, der den Grund dafür angibt, warum unser Körper Ketonkörper produziert hat.
Ein Beispiel: Man spricht von diabetischer Ketose, wenn aufgrund eines verminderten Insulinspiegels Ketonkörper gebildet werden.

Außer beim Fasten und bei Diabetes tritt die Ketose auch beim Fasten auf:

- Eine Schwangerschaft;
- Intensives und langwieriges Training;
- Infektionen:
- Alkohol- und/oder Drogenmissbrauch und/oder Medikamente;
- Stress;
- Bauchspeicheldrüsenentzündung.

Woran erkennt man, ob man sich in Ketose befindet?

Wie erkennen wir, ob sich unser Körper in einem ketotischen Zustand befindet?
Wir können Urin-, Blut- oder Atemtests durchführen.
Wir können aber auch auf einige Symptome achten, die keinen Test erfordern:

- Trockener Mund und Durstgefühl;
- Verstärkte Harnausscheidung;
- Acetonischer Atem oder Schweiß;
- Verminderter Appetit;
- Abgeschlagenheit.

Kann die Ketose beschleunigt werden?

Bevor wir verstehen, wie wir den Ketosezustand unseres Körpers beschleunigen können, ist es wichtig zu wissen, dass der Körper im Durchschnitt 3-10 Tage braucht, um in die Ketose zu kommen.

Mit ein paar Tipps können Sie jedoch auf diese 2 Arten in maximal 24 Stunden in die Ketose übergehen:

1. **Minimieren Sie die Kohlenhydratzufuhr.**
   Beschränken Sie Ihre Kohlenhydratzufuhr auf 20-50 g pro Tag. Auf diese Weise senken Sie Ihren Blutzucker- und Insulinspiegel, was dazu führt, dass Ihr Körper gespeicherte Fettsäuren freisetzt, die von der Leber in Ketone umgewandelt werden.

2. **Nehmen Sie Ergänzungen.**
   Es gibt Nahrungsergänzungsmittel auf dem Markt, die den Ketoseprozess beschleunigen können, auch wenn Sie keine strenge Diät einhalten.
   Am beliebtesten sind exogene Ketonpräparate, mit denen man den Zustand der Ketose und ihre Vorteile erreichen kann, ohne ganz auf Kohlenhydrate verzichten zu müssen.

Wie lange muss ich die Diät einhalten?

Wissenschaftlichen Studien zufolge kann die ketogene Diät nicht länger als 8-10 Wochen fortgesetzt werden.
Wie bereits erwähnt, handelt es sich um eine strenge Diät, bei der die Kohlenhydratzufuhr drastisch reduziert wird.

Wie jede extreme Diät ist auch diese eine Belastung für unseren Körper, wenn sie zu lange andauert.
Da es sich jedoch um eine kurzlebige Diät handelt, kann man von Anfang an erstaunliche Ergebnisse erzielen.

Es ist wichtig zu verstehen, dass das Richtige immer in der Mitte liegt, auch wenn es um Diäten geht, und dass eine ausgewogene Ernährung immer die beste Wahl für Ihre Gesundheit sein wird.

Wie viele Kalorien Sie pro Tag zu sich nehmen sollten

Um abzunehmen, muss man mehr Kalorien verbrennen, als man zu sich nimmt.

Um sicherzugehen, dass wir einen Ernährungsplan richtig befolgen, ist es wichtig, die Kalorien jeder Mahlzeit, die wir im Laufe des Tages zu uns nehmen, im Auge zu behalten.

Bevor Sie sich Gedanken darüber machen, dass Sie alles, was Sie essen, aufzeichnen müssen, möchte ich Sie beruhigen: Es gibt mehrere kostenlose Kalorienzähl-Apps, die Sie direkt auf Ihr Smartphone herunterladen können und mit denen Sie die Kalorien mit minimalem Aufwand aufzeichnen können.

Nach Angaben der Weltgesundheitsorganisation (WHO) sollten täglich durchschnittlich 2.000 bis 2.500 Kalorien für Männer und 1.500 bis 2.000 Kalorien für Frauen zu sich genommen werden.

Dabei ist zu beachten, dass es sich um Richtwerte handelt, denn jeder Mensch ist anders und folglich ist auch der Kalorienbedarf sehr unterschiedlich.

Man muss sich jedoch darüber im Klaren sein, dass eine negative Kalorienbilanz (Kaloriendefizit) der einzig mögliche Weg zum Abnehmen ist.

Um herauszufinden, wie Sie Ihre tägliche Kalorienzufuhr berechnen können, können Sie einen schnellen Online-Rechner verwenden, der Ihnen nach Eingabe Ihrer körperlichen Merkmale wie Alter, Geschlecht, Größe, Gewicht und eventueller körperlicher Aktivität während des Tages die optimale Kalorienzahl für eine normalkalorische Ernährung angibt.

Von dieser Zahl müssen Sie natürlich einen bestimmten Prozentsatz (10-20 % weniger) an Kalorien abziehen, um ein Kaloriendefizit zu erreichen und Gewicht zu verlieren.

In jedem Fall ist es am besten, wenn Sie es Ihrem Ernährungsberater überlassen, Ihre Kalorienzufuhr entsprechend Ihren Zielen zu berechnen.

Der Grundumsatz

Dies ist eines der wichtigsten Themen, die es zu verstehen gilt, denn die Kenntnis dieses Themas setzt voraus, dass Sie sich Ihres täglichen Energieverbrauchs bewusst sind.
Der Grundumsatz ist die Energiemenge, die Ihr Körper in einem wärmefreien und völlig entspannten Zustand verbraucht, nachdem er mindestens 12 Stunden gefastet hat.

Grundsätzlich ist der Grundumsatz der minimale Energieverbrauch, den Ihr Körper benötigt, um die Lebensfunktionen aufrechtzuerhalten und den Wachzustand zu bewahren.
Bei gesunden Personen, die einen sitzenden Lebensstil führen, macht der Grundumsatz etwa 65-75 % des Gesamtenergieverbrauchs aus.

Was beeinflusst den Grundumsatz?

- Körpertemperatur: Eine Erhöhung der Körpertemperatur um nur ein Grad erhöht den Grundumsatz um 13 %.
- Außentemperatur: Wenn sie sinkt, steigt der Grundumsatz (die Muskeln müssen vibrieren, um uns warm zu halten) und umgekehrt.
- Ernährungszustand und Art der Ernährung.
- Körperzusammensetzung: Muskeln haben einen aktiveren Stoffwechsel als Fett. In der Tat erhöht jedes Kilogramm Muskelmasse den Stoffwechsel des Körpers um etwa 1,5 %.
- Körpergröße: Der Grundumsatz steigt mit zunehmender Körperoberfläche.

Beispiel: Eine große, schlanke Person hat einen schnelleren Stoffwechsel als eine Person mit demselben Gewicht, aber kleinerer Statur.

- Hormonelle Faktoren: Viele Hormone sind an der Regulierung des Stoffwechsels beteiligt. Die wichtigsten davon sind die der Schilddrüse.
  Eine übermäßige Produktion von Schilddrüsenhormonen kann sogar zu einer Verdoppelung des Grundumsatzes führen.
  Folglich kann ein Defizit den Prozess verlangsamen. Auch Adrenalin, Wachstumshormon und Testosteron erhöhen die Stoffwechselaktivität leicht.
- Alter: Der Stoffwechsel ist in der Kindheit am höchsten, aber nach dem 30. Lebensjahr beginnt er zu sinken und zwischen dem 60. und 90. Lebensjahr sinkt er alle 10 Jahre um etwa 8 %.
- Geschlecht: Bei Männern ist der Grundumsatz höher, da sie mehr Muskelmasse haben.
- Lebensstil: Aktive Menschen haben einen effizienteren Stoffwechsel als Menschen, die sich nicht bewegen.
- Schwangerschaft und Laktation.
- Angstzustände.
- Drogenkonsum (Beruhigungsmittel verlangsamen den Grundumsatz, während Amphetamine und Stimulanzien ihn beschleunigen).
- Körperliche Aktivität: Der Stoffwechsel bleibt auch nach Beendigung der körperlichen Aktivität beschleunigt.
- Genetik: Manche Menschen werden mit einem langsamen Stoffwechsel geboren, andere mit einem schnelleren Stoffwechsel.

Indem dem Körper weniger Kohlenhydrate zugeführt werden, wird der Grundumsatz deutlich erhöht und es werden viel mehr Kalorien verbrannt: Ketonkörper und Proteine steigern das Sättigungsgefühl, während die Reduktion von Zucker (d.h. Kohlenhydraten) der Fettbildung entgegenwirkt.

Während der ketogenen Diät sind daher alle Kohlenhydrate mit einem hohen glykämischen Index wie Hülsenfrüchte, Nudeln, Pizza, Brot und Kekse verboten; stattdessen sind Lebensmittel mit einem niedrigen glykämischen Index wie Sellerie, Brokkoli, Spargel, Erdbeeren, Avocados und Melone erlaubt.

Kohlenhydrate, Proteine und Fette

Makronährstoffe sind die Hauptenergiequelle des Körpers.
Zu dieser Kategorie gehören Kohlenhydrate (oder Kohlenhydrate), Fette (oder Lipide) und Proteine (Protide).
Unabhängig davon, welchen Ernährungsplan Sie verfolgen, müssen diese 3 Makronährstoffe in Ihrer Ernährung immer in der richtigen Menge und Qualität vorhanden sein.

Alle 3 Makronährstoffe versorgen Ihren Körper mit Energie, allerdings in unterschiedlichen Mengen und vor allem auf unterschiedliche Weise.
Proteine versorgen den Körper mit dem notwendigen Material für das Wachstum und den Wiederaufbau von Zellstrukturen.

Der Brennwert von Eiweiß beträgt 4 kcal pro Gramm.
Auch Kohlenhydrate verhalten sich auf die gleiche Weise. Im Gegensatz dazu geben Fette ihre Energie langsamer ab, enthalten sie aber in mehr als doppelt so hoher Konzentration: 9 kcal pro Gramm.

Kohlenhydrate, Eiweiße und Fette werden im Darm verdaut und dort verarbeitet:

- Kohlenhydrate werden zu Zuckern;
- Proteine werden zu Aminosäuren;
- Die Fette werden zu Fettsäuren und Glycerin.

Ihr Körper verwendet diese Grundbestandteile, um alle Stoffe zu bilden, die er zum Wachsen, Überleben und Bewegen braucht.

Kohlenhydrate

Es gibt 2 Arten von Kohlenhydraten: einfache und komplexe.

- **Einfache Kohlenhydrate** bestehen aus verschiedenen Zuckerarten wie Glukose und Saccharose. Da es sich um sehr kleine Moleküle handelt, werden sie vom Körper sehr schnell abgebaut und absorbiert und stellen die schnellste Energiequelle dar.
  Einfache Kohlenhydrate lassen den Blutzuckerspiegel schnell ansteigen.
  Lebensmittel wie Obst, Milchprodukte, Honig und Ahornsirup enthalten große Mengen an einfachen Kohlenhydraten.

- **Komplexe Kohlenhydrate** hingegen bestehen aus sehr langen Ketten einfacher Kohlenhydrate. Die Moleküle sind daher viel größer und müssen in einfache Kohlenhydrate zerlegt werden, bevor sie vom Körper aufgenommen werden können.
  Daher geben sie dem Körper langsamer Energie als einfache Kohlenhydrate. Sie erhöhen den Blutzuckerspiegel langsamer, aber über einen längeren Zeitraum. Komplexe Kohlenhydrate sind in Produkten wie Stärke und Ballaststoffen, Brot und Nudeln, in Getreide wie Roggen und Mais oder in Bohnen und Knollen wie Kartoffeln und Süßkartoffeln enthalten.

Kohlenhydrate können auch raffiniert oder roh sein. Raffiniert bedeutet, dass das betreffende Lebensmittel einer sehr komplexen Verarbeitung unterzogen wurde. Infolgedessen verlieren diese Lebensmittel einen Großteil der enthaltenen Ballaststoffe, Vitamine und Mineralien und werden daher vom Körper schnell verarbeitet, liefern aber wenig Nährstoffe.

Eine Ernährung, die reich an einfachen oder raffinierten Kohlenhydraten ist, erhöht das Risiko von Fettleibigkeit und Diabetes.

Was passiert, wenn eine Person mehr Kohlenhydrate als nötig zu sich nimmt?
In diesem Fall speichert der Körper einige dieser Kohlenhydrate in den Zellen (z. B. als Glykogen) und verwandelt alle überschüssigen in Fett.

Glykogen ist ein komplexes Kohlenhydrat. Die Muskeln nutzen Glykogen für Zeiten intensiver körperlicher Aktivität. Andere Gewebe im Körper speichern dagegen Reserven an komplexen Kohlenhydraten, die nicht zur Energiegewinnung verwendet werden können.

Glykämischer Index
Der glykämische Index eines Kohlenhydrats gibt an, wie schnell seine Aufnahme den Blutzuckerspiegel ansteigen lässt.
Bei komplexen Kohlenhydraten ist der glykämische Index immer niedriger; es gibt einige Ausnahmen, wie z. B. Fruktose (der in Obst enthaltene Zucker), der den Blutzucker kaum beeinflusst.

Der glykämische Index ist wichtig, weil Kohlenhydrate, die den Blutzuckerspiegel schnell ansteigen lassen, auch den Insulinspiegel erhöhen. Ein erhöhter Insulinspiegel kann zu einem niedrigen Blutzuckerspiegel und folglich zu Hunger und Gewichtszunahme führen.

Kohlenhydrate mit einem niedrigen glykämischen Index haben keinen großen Einfluss auf den Anstieg des Insulins, so dass das Sättigungsgefühl nach dem Essen viel länger anhält. Außerdem senkt der Verzehr von Kohlenhydraten mit niedrigem glykämischen Index den Cholesterinspiegel, das Risiko von Übergewicht und das Risiko, an Diabetes mellitus zu erkranken, sowie bei Menschen mit Diabetes das Risiko von Komplikationen.

Hinweis: Dieses Buch ist einer kohlenhydratarmen Ernährung gewidmet, daher ist es wichtig, die grundlegenden Prinzipien zu verstehen, die unseren Körper steuern. Dies wird Ihnen bei jeder Diät helfen, die Sie durchführen wollen.

Proteine

Proteine setzen sich aus Einheiten zusammen, die Aminosäuren genannt werden. Da es sich bei Proteinen um komplexe Moleküle handelt, braucht der Körper lange, um sie abzubauen, so dass sie eine langsamere und länger anhaltende Energiequelle als Kohlenhydrate sind.

Es gibt 20 Aminosäuren. Der Körper ist in der Lage, nur 9 dieser Aminosäuren zu synthetisieren, die als essenzielle Aminosäuren bezeichnet werden.

Diese Aminosäuren müssen unbedingt mit der Nahrung zugeführt werden.

Jeder Mensch benötigt acht dieser Aminosäuren: Isoleucin, Leucin, Lysin, Meteonin, Phenylanin, Threonin, Tryptophan und Valin.

Auch Säuglinge brauchen Histidin.

Der Körper braucht Eiweiß, um Gewebe zu erhalten und zu ersetzen. Proteine werden normalerweise nicht zur Energiegewinnung verwendet, aber wenn der Körper nicht genügend Kalorien aus anderen Substanzen erhält, werden Proteine zur Energiegewinnung verwendet.

Nimmt man dagegen mehr Eiweiß auf als benötigt wird, wird es, wie bei den Kohlenhydraten, vom Körper abgebaut und als Fett gespeichert.

Personen, die sich in einem Kaloriendefizit befinden, um Gewicht zu verlieren, benötigen in der Regel mehr Eiweiß, um während der Gewichtsabnahme keine Muskelmasse zu verlieren.

Fette

Fette oder Lipide sind komplexe Moleküle, die aus Fettsäuren und Glycerin bestehen.
Der Körper braucht sie für sein Wachstum und zur Erzeugung der Energie, die er zum Funktionieren braucht, und er verwendet sie auch zur Synthese von Hormonen und anderen Stoffen, die er für seine Aktivitäten benötigt.

Wie bereits erwähnt, sind Fette eine langsame Energiequelle, gleichzeitig sind sie aber der energieeffizienteste Nährstoff.

Im Vergleich zu Eiweiß liefert jedes Gramm Fett dem Körper doppelt so viele Kalorien, etwa 9 Kalorien.
Da Fett eine effiziente Energiequelle ist, neigt der Körper dazu, überschüssige Energie in Form von Fett zu speichern.

Überschüssiges Fett wird in der Regel am Bauch (Omentalfett) und unter der Haut (subkutanes Fett) abgelagert, um es zu verwerten, wenn der Körper mehr Energie benötigt.
In schweren Fällen sammelt sich das überschüssige Fett auch in den Blutgefäßen an und verursacht Durchblutungsstörungen oder sogar Organschäden, die oft zu schweren Krankheiten führen.

Fettsäuren
Der Körper ist in der Lage, bestimmte Fettsäuren selbst zu synthetisieren, wenn er sie braucht.
Essentielle Fettsäuren hingegen können vom Körper nicht synthetisiert werden, so dass sie über die Nahrung zugeführt werden müssen.

Eine essenzielle Fettsäure ist zum Beispiel die Linolsäure, die in einigen Pflanzenölen vorkommt und die Entwicklung des Gehirns fördert.

Arten von Fetten

Es gibt 3 Arten von Fett:
- Einfach ungesättigt;
- Mehrfach ungesättigt;
- Gesättigt.

Gesättigte Fette erhöhen tendenziell den Cholesterinspiegel und sind in der Regel in Lebensmitteln tierischen Ursprungs enthalten.
Einfach und **mehrfach ungesättigte Fette hingegen** sind in Lebensmitteln pflanzlichen Ursprungs in flüssigem Zustand und bei Zimmertemperatur enthalten, mit Ausnahme von Palm- und Kokosnussöl.

Transfette (Transfettsäuren) hingegen gehören zu einer anderen Kategorie von Fetten: Sie sind künstlich und werden durch Anhängen von Wasserstoffatomen an einfach oder mehrfach ungesättigte Fettsäuren gewonnen.
Der Verzehr von Transfetten kann negative Auswirkungen auf den Cholesterinspiegel im Körper haben.

Hinweis: Bei der ketogenen Diät ist es sehr wichtig, die Arten von Fetten, die konsumiert werden, sorgfältig auszuwählen.
Weiter unten finden Sie eine Liste mit den besten Lebensmitteln.

Im Allgemeinen sind Fette aus Olivenöl und Trockenfrüchten sowie alle tierischen Proteine, die in weißem und rotem Fleisch, fettem Fisch, fettarmem Käse und Lachs enthalten sind, in der ketogenen Diät erlaubt.

Erlaubte und nicht erlaubte Lebensmittel

Hier ist eine Liste von **Lebensmitteln, die** bei einer ketogenen Diät **erlaubt sind**:

- Vollmilch
- Creme
- Butter
- Käse
- Joghurt ohne Zucker oder Fruchtzusatz
- Schweinefleisch
- Rindfleisch
- Huhn und Pute
- Eier
- Fetter Fisch (Lachs, Sardellen, Makrele, Forelle, Thunfisch und Schwertfisch)
- Spinat und grünes Blattgemüse
- Blumenkohl
- Brokkoli
- Spargel
- Tomaten
- Zwiebeln
- Avocado
- Gurke
- Nüsse und Samen (Mandeln, Kürbiskerne, Walnüsse, Chiasamen)
- EVO-Öl
- Salz, Pfeffer, Gewürze, Senf und Mayonnaise

Stattdessen finden Sie hier die Liste der **verbotenen oder stark eingeschränkten Lebensmittel**:

- Kartoffeln
- Süßigkeiten und Snacks

- Fruchtsäfte und zuckerhaltige Getränke
- Zubereitete Lebensmittel
- Hülsenfrüchte
- Brot
- Nudeln
- Mehl
- Reis
- Obst (Obst mit hohem Fruktosegehalt wie Mango, Kirsche, Banane, Traube, Feige, Mandarine, Wassermelone, Apfel, Melone, Erdbeeren und rote Früchte sind verboten)

Der Genuss von reinem Alkohol beeinträchtigt die ketogene Diät nicht, es ist jedoch ratsam, zuckerhaltige Mischgetränke oder sogar Getränke wie aromatisierten Wodka, Whiskey und andere Spirituosen und Mischungen zu vermeiden, die Zucker enthalten können, der den Zustand der Ketose unterbrechen würde.

Kaffee hingegen ist ein zweischneidiges Schwert. Es mag eine gesunde Angewohnheit sein, den Tag mit einer Tasse bitteren Kaffees zu beginnen, aber andererseits kann ein Übermaß an Kaffee eine harntreibende Wirkung haben, die zur Dehydrierung und zum Verlust vieler Vitamine und Mineralien, einschließlich der Elektrolyte, führen kann, die bei einer ketogenen Diät ohnehin schon stärker gefährdet sind.

Keto-Grippe oder Ketose-Grippe

Die Keto-Grippe oder Ketose-Grippe ist eine der häufigsten Nebenwirkungen der ketogenen Diät. Wenn wir unseren Körper auf eine Entgiftungsdiät setzen (in diesem Fall verzichten wir fast vollständig auf Kohlenhydrate), bevor wir irgendwelche Vorteile spüren, ist es offensichtlich, dass unser Körper eine Übergangs- und Entschlackungsphase durchläuft.

Es scheint mir klar zu sein, dass wir nach Jahren (vielen Jahren) des übermäßigen Konsums von Kohlenhydraten (Zucker) erwarten können, dass unser Körper nicht mehr in Form ist. Das ist ganz natürlich.

Wir sprechen von der Ketosegrippe, weil die Symptome denen einer Grippe sehr ähnlich sind:

- Kopfschmerzen;
- Übelkeit;
- Schlaflosigkeit und Schläfrigkeit;
- Müdigkeit und Erschöpfung;
- Verwirrung;
- Muskelkrämpfe;
- Verstopfung;
- Schlechter Atem;
- Starkes Verlangen nach Zucker.

Man kann sagen, dass es sich dabei nicht um Nebenwirkungen handelt, sondern um eine Folge der Zuckerentgiftung unseres Körpers.

Achtzig Prozent der Menschen, die eine ketogene Diät machen, sind von der Keto-Grippe betroffen.

Die Dauer ist jedoch von Person zu Person unterschiedlich und hängt häufig mit zwei Faktoren zusammen:

1. Falscher Ansatz bei der Ernährung;
2. Entzündeter und berauschter Körper.

Diese Symptome erschrecken oft diejenigen, die gerade erst mit einer ketogenen Diät begonnen haben. Sie führen dazu, dass man die Diät schon nach wenigen Tagen wieder aufgibt, aber in Wahrheit ist dies nur eine vorübergehende Anpassungsphase des Körpers.

Mit der richtigen Herangehensweise an die ketogene Diät und der Unterstützung durch einen Fachmann ist dies jedoch leicht zu bewältigen.

In der Phase der ketogenen Ernährung ist es sinnvoll, auf diese Weise zu ergänzen:

1. **Trinken Sie viel Wasser;**
2. **Ergänzung der Elektrolyte;**
3. **Verzehren Sie grünes Blattgemüse.**

Nützliche Tipps

Die Hauptsymptome, die Sie spüren werden, sobald Sie mit der Diät beginnen, sind Erschöpfung und extremer Heißhunger auf Süßes. Halten Sie sich an Ihren Ernährungsplan und essen Sie nur die erlaubten Lebensmittel. Wenn das Verlangen nach Süßem stark ist, können Sie es durch den Verzehr von 100% extra dunkler Schokolade oder Haselnüssen stillen. Um das Gefühl der Erschöpfung zu verbessern, empfehle ich eine tägliche Ergänzung mit Magnesium und Kalium.

Ich versichere Ihnen, dass Sie sich nach drei oder vier Tagen sofort besser fühlen und die Vorteile dieser Diät spüren werden.

Wie man Heißhungerattacken unterdrückt

Der Schwachpunkt einer jeden Diät ist das Hungergefühl, denn es ist schwierig, den Appetit zu zügeln, wenn man sich auf eine bestimmte Nahrung beschränkt. Häufig wird während einer ketogenen Diät von einem gesteigerten Appetitgefühl gesprochen. Ich verrate Ihnen ein Geheimnis: Es muss nicht so sein.

Der Grund dafür liegt in den ketogenen Mechanismen, die Ketonkörper nutzen, um das Sättigungsgefühl zu steigern. Ketonkörper geben einen Input an einen bestimmten Bereich unseres Gehirns, den Hypothalamus, wo sich das Hunger- und Sättigungszentrum befindet.

Viele Menschen wissen nicht, dass gerade die Lebensmittel, die bei der ketogenen Diät verboten sind, durch den bereits erwähnten Mechanismus, nämlich den Anstieg des Insulins, Hungerattacken auslösen.

Der Verzicht auf diese Lebensmittel in Verbindung mit dem Verzehr von energiereichen Proteinen verstärkt das Sättigungsgefühl.

Wer die ketogene Diät für einen begrenzten Zeitraum (21 Tage) oder zyklisch durchführt, leidet nicht nur nicht unter Hunger, sondern fühlt sich rundum wohl und gewinnt die Gesundheit zurück, die er mit den zuvor angesammelten Kilos verloren hat.

Ist es möglich, sich auf die Ketogenese zu verlegen?

Wenn man bei einer ketogenen Diät etwas falsch macht, führt das fast immer zu einer sofortigen Gewichtszunahme. Erstens, weil zu viele Kohlenhydrate und damit ein Anstieg des Insulinspiegels im Körper den Stoffwechsel in den "Fettspeichermodus" versetzen. Zweitens führen Kohlenhydrate dazu, dass man mehr isst, und sie können auch den Wassergehalt im Körper erhöhen.

Obwohl es einige Diskussionen gibt, stimmen viele Studien darin überein, dass Zucker eine psychoaktive Substanz ist und dass seine Aufnahme im Gehirn eine ähnliche Reaktion auslöst wie die von Suchtmitteln.

Daher kann ein kleiner Ausrutscher sofort einen Rückfall verursachen.

Bei den meisten Diäten sind Tage oder einzelne Mahlzeiten vorgesehen, an denen man sich einen kleinen Snack gönnen kann. Dies ist eine gängige Strategie, insbesondere bei einer sehr restriktiven kalorienarmen Ernährung.

Leider ist dies bei einer ketogenen Diät nicht ideal, auch wenn eine Einschränkung bei manchen Essgewohnheiten sinnvoll sein kann. Das liegt daran, dass wir wissen, dass es sich um eine Ernährungsstrategie handelt, die darauf beruht, dass der Körper in die Ketose geht.

Aus diesem Grund ist jeder ketogene Plan immer von begrenzter Dauer (maximal 21 Tage), um Körper und Geist nicht zu überfordern.

Außerdem behaupten einige wissenschaftliche Untersuchungen, dass die plötzliche Wiedereinführung einer kohlenhydratreichen Mahlzeit in eine ketogene Diät sogar die Blutgefäße schädigen kann.

Was ist zu tun, wenn Sie aus der Reihe tanzen?

Wenn Sie sich ketogen ernährt haben, haben Sie wahrscheinlich den Zustand der Ketose in Ihrem Körper unterbrochen.

Das bedeutet jedoch nicht, dass Sie alle Ihre bisherigen Bemühungen umsonst gemacht haben. Zuerst müssen Sie sich wieder strikt an die Grundsätze Ihres Keto-Diätplans halten und dann können Sie diese kleinen Tipps befolgen:

- **Intermittierendes Fasten 16/8:** Mit intermittierendem Fasten können Sie Ihrem Körper helfen, Fett als Hauptenergiequelle anstelle von Kohlenhydraten zu nutzen.
- **Behalten Sie den Überblick über die Kohlenhydratzufuhr:** Notieren Sie immer Ihre tägliche Kohlenhydratzufuhr, damit Sie sie ausgleichen und nicht unterschätzen können.

- **Versuchen Sie es mit 1 Tag Fettfasten**: Fettfasten kann die Ketose beschleunigen, aber es ist unbedingt erforderlich, dass es nur für einen sehr kurzen Zeitraum durchgeführt wird.
- **Bewegung**: Körperliche Aktivität verbraucht die Glykogenreserven des Körpers. Wenn Sie es vor oder nach einer kohlenhydrathaltigen Mahlzeit praktizieren, hilft es Ihnen, in die Ketose zu kommen.
- **Ergänzen Sie mittelkettige Triglyceride (MCTs)**: Das sind schnell absorbierte Fettsäuren, die vom Körper leicht in Ketone umgewandelt werden können.

Einige Vorschläge

Hier sind einige Strategien zur Vermeidung ketogener Irreführung.

- Achtsamkeit: Bei der Achtsamkeit geht es darum, dem eigenen Körper volle Aufmerksamkeit zu schenken. Dies wird Ihnen helfen, den Versuchungen zu widerstehen und das emotionale Essen loszulassen.
- **Planen Sie alle Ihre Mahlzeiten**: Wenn Sie genau wissen, was und wann Sie essen müssen, wird es viel schwieriger sein, sich von Ihrem Ziel abzulenken.
- **Gestalten Sie Ihre Ernährung** genussvoll: Variieren Sie Ihre Ernährung und gestalten Sie sie genussvoll, je nach Ihrem Geschmack und Ihren Bedürfnissen, und vergessen Sie dabei nie, welche Lebensmittel erlaubt oder verboten sind.
- **Vermeiden Sie Verlockungen:** Kaufen Sie keine Süßigkeiten oder andere kohlenhydratreiche Lebensmittel.

- **Suchen Sie sich einen** Partner: Es ist erwiesen, dass es Ihnen hilft, motiviert zu bleiben, wenn Sie sich gemeinsam mit einem Partner auf eine Reise begeben.

Die ketogene Diät ist wie eine Reise: Kleine Abweichungen können vorkommen. Seien Sie zuversichtlich und behalten Sie Ihr langfristiges Ziel stets im Auge.

Abwürgephase

Während der ketogenen Diät kann es vorkommen, dass man in eine "Stalling-Phase" gerät, d. h. eine Phase, in der die Ergebnisse in Bezug auf den Gewichtsverlust zum Stillstand kommen.
Hierfür kann es mehrere Gründe geben. Zunächst muss man sich vergewissern, dass es sich tatsächlich um eine Stillstandsphase handelt (bei Frauen sind die Gewichtsschwankungen häufig auf Wassereinlagerungen in Verbindung mit den verschiedenen Phasen des Menstruationszyklus zurückzuführen).
Ist die Pattsituation erst einmal hergestellt, können diese einfachen Strategien nützlich sein:

Verlängern des Nachtfastens
Eine gute Möglichkeit, den Zustand der Ketose zu verbessern, besteht darin, die Frühstückszeit um mindestens eine Stunde zu verschieben. Das Fasten führt nämlich zu einer vermehrten Freisetzung von Glukagon im Körper, das unter den Bedingungen eines erschöpften Leberglykogens die Lipose des Fettgewebes mit einer daraus resultierenden Anhäufung von Acetylen und somit einer erhöhten Produktion von Ketonkörpern aktiviert.

Senkung der Eiweißquote

Wie bereits erwähnt, sinkt der Bedarf an Glukose zur Energiegewinnung deutlich, sobald sich der Körper an die ketogene Ernährung angepasst hat. Wenn der Bedarf des Körpers an Glukose sinkt, geht die Glukoneogenese, die vom Muskelgewebe getragen wird, deutlich zurück. Das bedeutet, dass Proteine, die zu Beginn benötigt wurden, um den Verlust von magerem Gewebe zu vermeiden, jetzt im Überschuss vorhanden sein können und die Gefahr besteht, dass sie vom Körper in Glukose umgewandelt werden, wodurch wir uns vom Zustand der Ketose entfernen.

Anhebung des Keto-Verhältnisses

Der Ketoanteil kann entweder durch eine Verringerung des Eiweißanteils oder durch eine Erhöhung des Fettanteils erhöht werden.

Um die tägliche Kalorienmenge unverändert zu halten, empfehle ich, die Fettmenge um 1 Gramm pro 2 Gramm weniger Eiweiß zu erhöhen.

MCT anstellen

Mittelkettige Triglyceride sind, wie bereits erwähnt, ein hervorragendes Mittel zur Erhöhung der Ketonämie. Die Lebensmittel mit dem höchsten MCT-Gehalt sind:

- Kokosnussöl;
- Kokosnuss und ihre Derivate;
- Bitterer Kakao;
- Butterschmalz;
- Einige Käsesorten wie Schafs- und Ziegenkäse werden aus Rohmilch hergestellt.

Erhöhung des Kalorienverbrauchs

Einer der nützlichsten Tipps ist es, sich regelmäßig körperlich zu betätigen, solange es sich um eine leichte bis mittlere Intensität handelt.

Wenn der Grundumsatz extrem niedrig ist, besteht die sinnvollste Strategie darin, ihn durch Kalorienverlust durch Bewegung zu erhöhen.

Versuchen Sie intermittierendes Fasten

Wenn die Person während der Diät nicht besonders hungrig ist, kann es sinnvoll sein, eine der Zwischenmahlzeiten wegzulassen, wenn sie im Diätplan enthalten sind.

Um noch spezifischer zu sein, kann man ein bestimmtes Zeitfenster festlegen, in dem man isst und Mahlzeiten wie Frühstück oder Abendessen auslässt.

Das intermittierende Fasten ermöglicht es dem Körper, in einen Zustand des verlängerten Fastens einzutreten und die Lipolyse und Ketonämie zu aktivieren.

Achten Sie auf versteckte Kohlenhydrate

Vor allem bei der Einnahme von Medikamenten oder Nahrungsergänzungsmitteln kann es vorkommen, dass versteckte Zucker unbewusst aufgenommen werden.

Ein Beispiel: In mineralischen Multivitaminen sind häufig Maltodextrine (Kohlenhydrate) enthalten.

Wenn Sie unwissentlich Kohlenhydrate in Ihre ketogene Diät einführen, kann eine Lösung darin bestehen, MCTs oder Kokosnussöl zu sich zu nehmen.

Im Allgemeinen kann jedes Gramm aufgenommener Zucker durch die Aufnahme von etwa 2 Gramm MCT-haltigem Fett neutralisiert werden.

Nacht-Snacks

Die Ketonkörper unterliegen täglichen Schwankungen. Frühmorgens erreichen sie ihren niedrigsten Stand. Wenn die Verzögerung durch übermäßigen Hunger am Morgen verursacht wird, der Sie zum Naschen verleitet, könnte es eine gute Strategie sein, einen kleinen Nachtsnack hinzuzufügen, solange die Makronährstoffe und Kalorien in Ihrem Ernährungsplan enthalten sind.

Nach der Diät weiter abnehmen

Haben Sie schon einmal vom **Jo-Jo-Effekt** gehört?
Dieser Effekt tritt auf, wenn unser Gewicht zu Beginn oder am Ende einer kalorienreduzierten Diät kontinuierlich ansteigt und fällt.

Zugegeben, die größte Angst vor einer Diät ist oft genau die, die mühsam verlorenen Kilos mit Zinsen wieder zu bekommen. Normalerweise sind wir daran gewöhnt, nur eine Lösung zu finden: eine neue Diät beginnen und dann noch eine und noch eine.

Dieses Verhalten ist ungesund für Geist und Körper. Wir müssen also erkennen, dass wir nicht gezwungen sind, ständig und um jeden Preis zu verzichten, wir müssen nur unsere Vorstellung von gesunder Ernährung neu definieren.

Wenn wir an Lebensmittel denken, die uns das Wasser im Mund zusammenlaufen lassen, fällt uns meist Junk Food ein: Chips, Schokolade, Pizza, Nudeln usw..

Dabei handelt es sich um ungesunde Lebensmittel (so genanntes Junk-Food oder Junk Food). Wenn wir jedoch darüber nachdenken, dass wir diese Lebensmittel weglassen, bleibt uns eine wunderbare Auswahl an gastronomischen Möglichkeiten, Kombinationen und Rezepten, die überraschend schmackhaft und vor allem gesund sind.

Wir machen eine kalorienarme Diät, um die überschüssigen Kilos loszuwerden, aber sobald wir unser Gewichtsziel erreicht haben, müssen wir erkennen, dass wir unsere Ernährung für immer ändern müssen, sie muss zu einem neuen Lebensstil werden.

Wir brauchen das, was wir essen, um uns gut zu fühlen, damit unser Körper funktioniert und unser Geist und unsere Muskeln aktiv bleiben. Deshalb ist es notwendig, nach einer kalorienarmen Diät ein Essverhalten zu entwickeln, das sich an unseren Bedürfnissen orientiert.

Wenn Sie Schwierigkeiten haben, Ihr Gewicht zu halten, empfehle ich Ihnen dringend, sich von einem Ernährungsberater beraten zu lassen, der Ihnen alle Lebensmittel empfiehlt, die Sie in der richtigen Dosierung und im idealen Verhältnis in Ihre Ernährung aufnehmen sollten, damit Sie Ihr Idealgewicht halten und gleichzeitig schmackhaft und gesund essen können.

Hier sind 7 goldene Tipps, um ein gesundes Gewicht zu halten.

1. **Kalorien schrittweise erhöhen**
   Unser Körper ist zwar eine perfekte Maschine, aber er muss dennoch schrittweise arbeiten, insbesondere nach einer starken Kalorienreduktion. Folglich muss die Kalorienzufuhr über einen Zeitraum von 2 bis 3 Wochen mit maximal 100 kcal mehr pro Tag bis maximal 300 kcal mehr pro Tag erhöht werden.

2. **Gewürze**
   Wir verzichten auf die Verwendung von Butter, Schmalz, Sahne, Béchamel, Mayonnaise und verschiedenen Soßen. Wir sollten auch wenig Salz verwenden und uns auf die Verwendung von EVO-Öl, Pflanzenöl, Zitronensaft, Wein, Apfel- oder Reisessig konzentrieren, und zwar immer roh.

Denken Sie daran, dass Gewürze Ihre Freunde sind und auch den Stoffwechsel ankurbeln (Chili, Ingwer, Safran, Kurkuma, Oregano, Basilikum, Rosmarin und Lorbeerblätter).

3. **Kochen**

   Um im Einklang zu bleiben, bevorzugen wir immer das Braten in der Pfanne, das Dämpfen, das Grillen oder das typische Kochen.

4. **Viel Wasser trinken**

   Wasser fördert nicht nur den Flüssigkeitsabbau und die Hydratation, sondern regt auch den Stoffwechsel an und sorgt für ein Sättigungsgefühl.

5. **Hin und wieder überschreiten Sie**

   Wenn Sie Ihre Ziele erreicht haben, können Sie sich gelegentlich einen kleinen Snack gönnen, solange dies nicht zur Gewohnheit wird. Es ist sehr gut für Ihre Stimmung und auch für Ihren Stoffwechsel.

6. **Mehr Sport treiben**

   Es mag anfangs schwer erscheinen, aber ich kann Ihnen versichern, dass körperliche Aktivität fast "süchtig" macht und zu einer unverzichtbaren Gewohnheit wird.

7. **Einkaufen und Kochen lernen**

   Das ist der beste Rat, den ich Ihnen geben kann. Machen Sie mit beim gesunden Kochen. Durch die Auswahl gesunder, leicht zuzubereitender Zutaten können wir die Zubereitung unserer Mahlzeiten stressfrei und schnell gestalten.

Vor allem ist es wichtig, die zu kaufenden Lebensmittel gut auszuwählen, ohne sich von Werbung, Marken und aktuellen Trends verführen zu lassen.

Die Wiedereinführung von Kohlenhydraten

Eine Legende besagt, dass die überflüssigen Kilos, wenn man sie zu schnell verliert, genauso leicht wieder zurückkommen.
Das ist in der Tat möglich, aber nur, wenn man nach einem kalorienarmen Ernährungsplan sofort wieder in alte schlechte Gewohnheiten zurückfällt.

Ganz gleich, um welche Diät es sich handelt, ob es sich um eine Mittelmeerdiät oder eine ketogene Diät handelt, das Wichtigste ist das Management nach der Diät: die Aufrechterhaltung.

Am Ende einer ketogenen Diät müssen die Kohlenhydrate schrittweise wieder zugeführt werden. Warum schrittweise?
Da Insulin in der ketogenen Diät kaum angeregt wird, muss sich das Insulin allmählich daran gewöhnen, wieder in optimaler Dosis produziert zu werden, wodurch der Stoffwechsel allmählich gesteigert wird.

In der Regel beginnen wir mit der Wiedereinführung einfacher Kohlenhydrate (Obst und Gemüse) und gehen dann schrittweise zu komplexen Kohlenhydraten über (Getreide, Hülsenfrüchte, Brot usw.).

Das Übergangsregime sollte mindestens so lange dauern wie das ketogene Regime. Beispiel: Wenn wir eine 21-tägige Keto-Diät gemacht haben, bedeutet dies, dass wir mindestens 21 Tage brauchen, um Kohlenhydrate langsam wieder in unsere Ernährung einzuführen und so Insulinspitzen zu vermeiden.

Dies ändert jedoch nichts an der Tatsache, dass zahlreiche Studien gezeigt haben, dass die glykämische Belastung umso geringer und die Ergebnisse umso nachhaltiger sind, je länger die Übergangsphase dauert.

Befolgen Sie diese vier Schritte:

1. Obst einlegen;
2. Griechischen Joghurt oder Molkereiprodukte einfügen;
3. Nehmen Sie etwas Vollkorn- oder Roggenbrot zu sich (versuchen Sie, die Kohlenhydrate immer nach ihrem glykämischen Index auszuwählen, also vermeiden Sie Weißbrot);
4. Nehmen Sie Vollkorngetreide oder Hülsenfrüchte zu sich.

Dies ist ein allgemeines Beispiel; ein Ernährungsspezialist kann Sie je nach Ihrem Stoffwechsel und Ihren Bedürfnissen beraten.

In der Übergangsphase ist es normal, dass man sich hungriger fühlt, weil die Kalorienzufuhr für den ganzen Tag erhöht ist und unser Körper keine Ketonkörper mehr produziert und verwertet.

Man muss geduldig sein und dieses Gefühl durch Trinken, den Verzehr von faserhaltigem Gemüse oder einfach durch andere Aktivitäten überlisten.

Die Übergangszeit ist aufgrund einer Reihe von psychologischen Problemen am schwierigsten zu bewältigen.

Mit einer ketogenen Diät gewinnt man in kürzester Zeit die verlorene Fitness zurück, und man fühlt sich sofort "angekommen", weil man die Übergangszeit leicht nimmt.

Die Umstellung muss ebenso gut gelingen wie die Diät, sonst holen Sie sich die verlorenen Kilos leicht wieder zurück.

Auch nach der Übergangszeit sind wir nicht davor gefeit, wieder zuzunehmen. Denken Sie daran: Ihr Gewicht hängt von Ihrem Lebensstil ab.

Fangen Sie also nicht wieder an, Süßigkeiten zu essen, Alkohol zu trinken oder abgepackte Lebensmittel zu konsumieren, denn wenn Sie nichts gelernt haben, wird es garantiert scheitern. Versuchen Sie stattdessen, so viel wie möglich über Ernährung zu verstehen, zu studieren, zu lesen und zu lernen, denn nur wenn Sie sich bewusst machen, was Sie essen, werden Sie konkrete und stabile Veränderungen erreichen.

Körperliche Aktivität

Die ketogene Diät wird nach einem Plan entwickelt, der in 4 Phasen gegliedert ist, die in einer genau festgelegten Reihenfolge aufeinander folgen:

PHASE 1
Gewichtsabnahme: die einzige Phase, in der Sie den Zustand der Ketose erreichen.

PHASE 2
Übergang: schrittweise Wiedereinführung von Kohlenhydraten.

PHASE 3
Ernährungsumstellung: Nicht zu schlechten Gewohnheiten zurückkehren.

SCHRITT 4
Wartung: Finden Sie Ihr Gleichgewicht.

Körperliche Aktivität und Bewegung im Allgemeinen sollten immer als Teil einer gesunden Lebensweise gefördert werden. Die Art und Intensität der körperlichen Betätigung hängt von den individuellen Merkmalen jeder Person, ihrem Allgemeinzustand und insbesondere von der Phase der Diät ab, in der sie sich befindet.

Ketogene Abnehmphase
In dieser Phase werden kurze Zyklen des Muskeltrainings (zehn Minuten pro Tag, dreimal pro Woche) im Rahmen eines mäßig aktiven Lebens empfohlen.

Nehmen Sie einfach die Treppe statt den Aufzug oder gehen Sie, wenn möglich, zu Fuß, anstatt das Auto zu nehmen.
Diese kleinen Maßnahmen tragen dazu bei, die Herz-Kreislauf-Parameter zu verbessern und eine gute Hautelastizität zu erhalten.

Intensive aerobe körperliche Betätigung ist in dieser Phase aufgrund der niedrigen Kalorienzufuhr des Diätplans nicht ratsam.

Übergangs- und Wiedereingliederungsphase
In der Übergangsphase, d. h. wenn die Kohlenhydrate wieder eingeführt und damit die tägliche Kalorienzufuhr erhöht wird, ist es unbedingt empfehlenswert, die Diät mit einer intensiveren aeroben körperlichen Aktivität zu verbinden.
Zusätzlich zu den Muskeltrainingszyklen sollten Sie zweimal pro Woche mindestens 30-40 Minuten zügiges Gehen einplanen. Auch Wassergymnastik kann sehr geeignet sein.

Erhaltungsphase
In dieser Phase, in der die Ernährung endlich ausgewogener ist, wird empfohlen, sich täglich mindestens 30-40 Minuten lang mäßig körperlich zu betätigen, und zwar abwechselnd mit aerobem und muskelstärkendem Training.

SPEZIFISCHE FÄLLE

Keto für Vegetarier

Wie wir bisher verstanden haben, stehen bei der traditionellen ketogenen Diät Fleisch und Fisch auf dem Speiseplan, die für die Aufnahme von Eiweiß und Fett unerlässlich sind.
Wenn Sie jedoch vegetarisch leben, ist die gute Nachricht, dass es die vegetarische ketogene Diät gibt, Sie müssen nur ein paar Anpassungen vornehmen, um sie richtig umzusetzen.

Bei der vegetarischen Keto-Diät werden Proteine wie Fleisch und Fisch durch alternative Proteine ersetzt.

Beim **Lakto-Vegetarismus** (der häufigsten vegetarischen Ernährungsform, bei der auf Eier, Fleisch und Fisch verzichtet wird, der Verzehr von Milchprodukten aber erlaubt ist) werden tierische Proteine beispielsweise durch eine sorgfältige Auswahl von Käse und Nüssen ersetzt.

Bei den **Lakto-Ovo-Vegetariern** haben wir viel mehr Glück, da wir zumindest Eier verzehren können.
Sie sind ein sehr vielseitiges Lebensmittel und besitzen Makronährstoffe, die aufgrund ihres optimalen Verhältnisses von Fett und Eiweiß perfekt für die ketogene Diät geeignet sind. Außerdem eröffnen sie unendlich viele Möglichkeiten für Rezepte.

Ich rate Ihnen, zumindest Eier zu essen, wenn Sie eine ketogene Diät mit einer bestimmten Dauer durchführen.

Der Pescetarismus schließlich (eine vegetarische Ernährung, die den Verzehr von Fisch, Eiern und Milchprodukten einschließt) ist einfacher als die anderen Kategorien, da das einzige Eiweiß, auf das verzichtet werden muss, Fleisch ist, das sich leicht durch Eier, Fisch und Milchprodukte ersetzen lässt.

Im Allgemeinen rate ich Ihnen, die Lebensmittel, die Sie im Rahmen Ihrer vegetarischen ketogenen Ernährung essen, sorgfältig auszuwählen, vielleicht mit Unterstützung eines Ernährungsberaters.

Hier sind vier nützliche Tipps für eine vegetarische Keto-Diät:

1. **Halten Sie Ihre Kohlenhydrate unter Kontrolle.**
   Bei der traditionellen vegetarischen Ernährung sind wir daran gewöhnt, Eiweiß durch Nüsse, Hülsenfrüchte, Weizen, Stärke usw. zu ersetzen, die normalerweise einen anderen Kohlenhydratgehalt haben. Denken Sie daran, dass Sie während der ketogenen Diät keine Kartoffeln, Mais, Nudeln oder jegliche Derivate von Mehl, Hülsenfrüchten und Getreide zu sich nehmen dürfen.

2. **Wählen Sie Ihre Proteine gut aus.**
   Bei der vegetarischen ketogenen Ernährung sind die gesündesten Eiweißquellen die folgenden:
   Nüsse: Nüsse mit einem höheren Fett-Kohlenhydrat-Verhältnis, wie z. B. Macadamia-Nüsse, sind zu bevorzugen.
   Samen: Chiasamen, Leinsamen, Kürbiskerne usw..
   Käse: Die besten Käsesorten sind: Gorgonzola, Grana und reife Käsesorten im Allgemeinen, Feta, Büffelmozzarella und Ziegenkäse.
   Sojaprodukte sind zulässig, sollten aber sparsam verwendet werden, da Soja ein starkes Östrogen ist.

3. **Gemüse, als gäbe es kein Morgen.**
Ich empfehle, zum Mittag- und Abendessen mindestens drei Portionen kohlenhydratarmes Gemüse zu essen, das für ein besseres Sättigungsgefühl sorgt und viele Nährstoffe ergänzt.
Hier sind die erlaubten Gemüsesorten:
Salat, Spinat, Spargel, Avocado (auch wenn sie eigentlich eine Frucht ist), Zucchini, Oliven, Kohl, Blumenkohl, Fuchsie, Fenchel, Paprika, Brokkoli, grüne Bohnen, Rosenkohl.

4. **Mehr Fette einbauen.**
Bei der traditionellen Keto-Diät werden Fette auch mit tierischem Eiweiß ergänzt, so dass der Verzicht auf diese Art von Eiweiß die Zugabe von Fetten erfordert.
Das bedeutet, dass Sie reichlich EVO-Öl zum Würzen Ihrer Rohkost verwenden sollten.
Eine weitere Methode der Fettergänzung ist der berühmte Bullet-Proof-Kaffee, d. h. ein Kaffee, dem Fette zugesetzt werden, der sich hervorragend für ein Frühstück nach dem intermittierenden Fasten eignet.
Zu den zugesetzten Fetten gehören häufig Kokosnussöl, Butterschmalz oder MCT-Öl.

Keto für Diabetiker und Übergewichtige

Eine indische Studie, die im Journal of Postgraduate Medicine veröffentlicht wurde, fasst die Beweise zusammen, die die ketogene Diät als klinische Praxis für die Behandlung von Diabetes, Fettleibigkeit und anderen endokrinen Störungen unterstützen.

Den Forschern zufolge hat die Diät positive Auswirkungen auf die ischämische Vorkonditionierung des Herzens, verbessert die Sauerstoffversorgung bei Personen mit Ateminsuffizienz, verbessert die Blutzuckerkontrolle bei Diabetikern und wirkt sich, da sie mit einer deutlichen Gewichtsabnahme einhergeht, auch positiv auf die Gesundheit der polyzystischen Ovarien aus.

Heute gilt sie als geeignete Therapie für "Diabesity", ein von der WHO geprägter Begriff, der den Zusammenhang zwischen Diabetes und Fettleibigkeit hervorhebt.

Studien haben jedoch gezeigt, dass die Diät nur dann wirksam ist, wenn sie unter enger Aufsicht von Ärzten und Diätassistenten durchgeführt wird und in schweren Fällen sogar in einem Krankenhaus begonnen werden muss.

Wenn Sie an Diabetes oder Fettleibigkeit leiden, rate ich Ihnen dringend, einen Fachmann zu konsultieren und auf Heimwerkerarbeiten zu verzichten, um die Situation nicht zu verschlimmern.

Niedriger glykämischer Index Keto LGIT

Die Diät mit niedrigem glykämischen Index (LGIT) ist eine Alternative zur klassischen ketogenen Diät. Die Grundlage dieser Diät ist die Unterscheidung zwischen Kohlenhydraten mit hohem und niedrigem glykämischen Index.

Die LGIT-Diät ist lockerer als die klassische ketogene Diät und zielt darauf ab, den Blutzuckerspiegel zu senken, indem sie ein bestimmtes Kontingent an Kohlenhydraten zulässt, sofern diese einen niedrigen glykämischen Index aufweisen.

Bei dieser Diät können stattdessen Proteine und Fette verzehrt werden, ohne gewogen zu werden. In jedem Fall ist der Gehalt an Ketonkörpern im Blut und Urin niedriger als bei der klassischen ketogenen Diät.

Die Wirksamkeit der LGIT-Diät korreliert nämlich mit der Senkung und Stabilisierung des Blutzucker- und Insulinspiegels. LGIT wird insbesondere für Patienten mit PDHD oder GLUT1-D aufgrund der höheren Glukoseaufnahme nicht empfohlen.

Keto für Fibromyalgie

Menschen mit Fibromyalgie haben eine verminderte Toleranz gegenüber Kohlenhydraten. Tatsächlich führt eine kohlenhydratreiche Ernährung zu einem stärkeren Gefühl der Müdigkeit und verstärkt viele der Fibromyalgie-Symptome.

Die ketogene Diät scheint der beste Ernährungsplan zur Behandlung von Fibromyalgie-Schmerzen zu sein, da sie die Freisetzung von Ketonkörpern fördert, die für die Energieproduktion benötigt werden, und den Entzündungsgrad des Körpers niedrig hält.

Es ist jedoch wichtig zu wissen, dass Sie, wenn bei Ihnen Fibromyalgie diagnostiziert wurde, Ihren Ernährungsberater informieren müssen, bevor Sie mit der ketogenen Diät beginnen.
Wie wir wissen, beinhaltet diese Diät die Reduzierung oder sogar den völligen Verzicht auf einfachen Zucker, einen mäßigen Verzehr von Proteinen mit hohem biologischem Wert und eine große Verwendung von Quellen, die reich an Omega-3- und -6-Fettsäuren sind.

Was letztere betrifft, so muss man mit Nüssen sehr vorsichtig sein, die bei Fibromyalgie nicht immer ratsam sind. Aufgrund des hohen Arachidonsäuregehalts von Erdnüssen sind diese beispielsweise nicht zu empfehlen.
Um Entzündungsprobleme zu vermeiden, muss man auch die Auswahl an Haselnüssen oder ungerösteten Mandeln einschränken.

Molkereifrei Keto

Viele Menschen leiden unter Laktoseintoleranz, einem der häufigsten Übel dieses Jahrhunderts.
Diese Unverträglichkeiten machen den Verzehr von Milcherzeugnissen oft unangenehm oder sogar unmöglich. Wie wir jedoch wissen, ist es heute sehr einfach, Lebensmittel zu finden, die laktosefrei oder delaktosefrei verkauft werden, denken Sie beispielsweise an den laktosefreien Mozzarella, den wir täglich im Supermarkt finden.

Bei der ketogenen Ernährung spielt der Verzehr von Milchprodukten oft eine wichtige Rolle, da ihr hoher Fettgehalt, auch unter Berücksichtigung der enthaltenen Kohlenhydrate, optimal für diese Art von Diätplan ist.

Obwohl es den Anschein hat, dass die ketogene Diät auf eine große Anzahl von Milchprodukten angewiesen ist, muss dies nicht der Fall sein, insbesondere wenn unser Körper nicht genügend Laktase (das Enzym, das Laktose abbaut) produziert.
Außerdem enthält Milch Zucker, und obwohl Milchzucker aufgrund seiner sehr langsamen Verdauung die Ketose nicht behindert, muss man in der Ketogenese die Aufnahme von Milchprodukten einschränken.

Ich kann also eine milchfreie ketogene Diät machen?
Ganz genau.
Es gibt viele Lebensmittel mit hohem Fett- und niedrigem Kohlenhydratgehalt und einer moderaten Menge an Eiweiß, die man zu sich nehmen kann.

Und wenn Ihre Wahl nicht auf einer persönlichen Entscheidung beruht, sondern durch eine Laktoseintoleranz bedingt ist, denken Sie daran, dass es inzwischen laktosefreie Produkte auf dem Markt gibt.

Auch aufgrund des langen Reifungsprozesses enthalten einige Milchprodukte fast keine Laktose, wie z. B. Parmesan oder Gouda. Einige Lebensmittel, die Milchprodukte sicher ersetzen können, sind zum Beispiel Wildlachs oder Speck, die beide viel Fett und Eiweiß enthalten, ohne unerwünschte Kohlenhydrate zu enthalten.

In gewisser Weise kann man sagen, dass der Verzicht auf Milchprodukte sogar positiv für eine ketogene Diät sein könnte, da wir zusätzliche Kohlenhydrate, die in Milchprodukten enthalten sind, eliminieren.
Dies gibt uns die Möglichkeit, wirklich große Mengen an Gemüse zu essen, so dass wir uns satt fühlen und wertvolle Mikronährstoffe erhalten.

Außerdem ist Gemüse reich an Wasser und Ballaststoffen, die die Verdauung und die Flüssigkeitszufuhr fördern.
Zusammenfassend würde ich sagen, dass eine laktosefreie ketogene Ernährung nicht nur möglich, sondern auch empfehlenswert ist.

Keto glutenfrei

Die ketogene Diät ist von Natur aus glutenarm, gerade weil wir fast vollständig auf Kohlenhydrate verzichten, die der beste Freund des Glutens sind.
Wenn Sie jedoch Zöliakie oder eine Glutenunverträglichkeit haben, müssen Sie beim Kauf von Lebensmitteln sehr vorsichtig sein, da sie Spuren von Gluten enthalten können.
Die ketogene Diät schränkt alle Getreidearten ein, so dass sie eine natürliche Alternative für glutenfreie Esser sein kann, da es sich um eine Diät handelt, die kein herkömmliches Brot, Getreide oder Nahrungsergänzungsmittel auf Getreidebasis zulässt.

Im Allgemeinen umfasst die Keto-Diät jedoch glutenfreie Diäten und unterstützt diese in hohem Maße,
Wenn Sie sich also aus persönlichen oder gesundheitlichen Gründen bereits glutenfrei ernähren und auf die ketogene Diät umsteigen möchten, müssen Sie lediglich glutenfreies Getreide, Kartoffeln, Mais und bestimmte Obst- und Gemüsesorten weglassen.

Mandelmehl ist zum Beispiel ein hervorragendes Lebensmittel für eine glutenfreie Keto-Diät. Es ist ein fettreiches, aber kohlenhydratarmes Mehl und eignet sich daher hervorragend für Menschen, die eine Keto-Diät machen und eine Glutenunverträglichkeit haben.
Bedenken Sie jedoch, dass der Verzicht auf Getreide und Obst zu Komplikationen wie Verstopfung führen kann.

Wenn Sie sich ketogen und glutenfrei ernähren, sollten Sie Obst wie Brombeeren, Himbeeren oder Avocados und Kreuzblütler wie Brokkoli und Blumenkohl in Ihren Alltag einbauen.

Leinsamen, Chiasamen oder Mandeln sind ebenfalls gut für diese Art von Ernährung geeignet. Um Verstopfung zu vermeiden, sollten Sie auf jeden Fall zu jeder Mahlzeit eine Portion eines dieser Lebensmittel verzehren.

Keto und Cholesterin

Ein Mythos, den es zu entkräften gilt, ist, dass die ketogene Diät den Cholesterinspiegel im Blut erhöht.

Dies ist ein weit verbreiteter Irrtum, denn es besteht die Tendenz zu glauben, dass eine fettreiche Ernährung den Cholesterinspiegel im Blut beeinflussen kann.

Zunächst einmal sollten wir versuchen zu verstehen, was Cholesterin ist.

Cholesterin ist eine wichtige Lipidklasse in unserem Körper. Cholesterinmoleküle haben viele Funktionen, z. B. die Bildung von Hormonen wie Östrogen und Testosteron.

Unser Körper produziert das benötigte Cholesterin in der Leber und in anderen Zellen unseres Körpers.

Normalerweise werden 75 % des Cholesterins vom Körper selbst produziert, während die restlichen 25 % über die Nahrung (oder andere externe Quellen wie Nahrungsergänzungsmittel) zugeführt werden.

Sicherlich haben Sie schon von HDL-Cholesterin oder besser bekannt als "gutes Cholesterin" gehört. Diese Art von Cholesterin sammelt überschüssiges, ungenutztes Cholesterin aus den Zellen und transportiert es zur Leber, wo es recycelt oder zerstört wird.

Auf diese Weise verhindert unser Körper, dass sich Cholesterin ansammelt und die Arterien verstopft. Ein hoher HDL-Cholesterinspiegel ist daher für eine optimale kardiovaskuläre Gesundheit unerlässlich.

Etwa 30 % der Männer und 10 % der Frauen leiden unter einem niedrigen HDL-Cholesterinspiegel.
Da chronische Krankheiten wie Diabetes und sogar Herz-Kreislauf-Erkrankungen weltweit immer häufiger auftreten, gibt es Methoden zur Erhöhung des HDL-Cholesterins, wie z. B. Medikamente oder auch kleine diätetische Eingriffe.

Im Jahr 2009 wurde eine Studie mit 118 fettleibigen Männern und Frauen durchgeführt, die in 2 Gruppen aufgeteilt wurden.
Die erste Gruppe führte 12 Monate lang eine sehr kohlenhydratarme Diät durch, und zwar wie folgt
4% Kohlenhydrate - 35% Eiweiß - 61% Fett (ca. 2000Kcal pro Tag).
Die zweite Gruppe nahm eine fettarme Diät wie folgt zu sich:
46% Kohlenhydrate - 24% Eiweiß - 30% Fett (ca. 2000 Kcal pro Tag).
Nach Abschluss der Studie hatten beide Gruppen eine ähnliche Menge an Gewicht und Körperfett verloren, aber die Teilnehmer der fettarmen Diät hatten einen durchschnittlichen Anstieg des HDL-Cholesterins von 0,07 mmol/l, was einem Anstieg von etwa 4,9 Prozent entspricht.

Im Gegensatz dazu wiesen die Teilnehmer an der fettreichen Diät einen durchschnittlichen Anstieg des HDL-Cholesterins von 0,3 mmol/l auf, was einem Anstieg von 20,6 Prozent entspricht und damit fast viermal so hoch ist wie bei den Patienten, die sich fettarm ernährten.

Auf der Grundlage dieser Ergebnisse und anderer wissenschaftlicher Studien kann man zu dem Schluss kommen, dass eine kohlenhydratarme, fettreiche Ernährung wie die ketogene Ernährung den Cholesterinspiegel vor allem aus zwei Gründen verbessern kann:
1. Der Ersatz von Kohlenhydraten durch Fette verbessert das Gesamtverhältnis von HDL-Cholesterin;
2. Der Verzehr von mehr ungesättigten Fetten und Laurinsäure trägt zur weiteren Verbesserung des Cholesterinspiegels bei.

Kurz gesagt: Wenn Sie Kohlenhydrate reduzieren und den Großteil Ihrer Kalorien aus tierischen Fetten, Ölen, ungesättigten Fetten wie Fisch, Nüssen oder Avocado beziehen, werden Sie höchstwahrscheinlich Ihren Cholesterinspiegel verbessern.

Wenn Sie unter besonders hohen und besorgniserregenden Cholesterinwerten leiden, rate ich Ihnen auf jeden Fall, mit Ihrem Arzt zu sprechen, bevor Sie eine ketogene Ernährungsweise einschlagen.

Keto in der Schwangerschaft oder Stillzeit

Während der Schwangerschaft und der Stillzeit plagen die frischgebackenen Mütter tausend Zweifel und Unsicherheiten, insbesondere im Bereich der Ernährung. Eine der häufigsten Fragen lautet: *"Ist die ketogene Diät während der Schwangerschaft oder Stillzeit sicher für mich und mein Baby?"* Die Antwort lautet: Ja, auf jeden Fall!

Während der Schwangerschaft macht der Körper viele Veränderungen durch, und Studien haben gezeigt, dass schwangere Frauen viel leichter und schneller in den Zustand der Ketose gelangen.

Wenn wir also wirklich verstanden haben, was der Zustand der Ketose ist und dass wir ihn erreichen müssen, warum sollten wir uns dann Sorgen um die Schwangerschaft machen, wenn sie unsere Gesundheit und die unseres Babys nicht im Geringsten beeinträchtigen wird?

Es ist wichtig, sich daran zu erinnern, dass die ketogene Diät nicht nur dazu dient, Gewicht zu verlieren, sondern auch dazu, unseren Körper auf gesunde Weise zu ernähren, indem wir unseren Lebensstil ändern.
Wenn wir uns gewissenhaft verhalten und eine Vielfalt und Menge von Lebensmitteln essen, die für uns und unser Kind geeignet sind, kann die ketogene Lebensweise nur gut für uns sein.

Wenn Sie hingegen eine Schwangerschaft planen, kann die ketogene Diät Ihnen einige Vorteile bieten:

1. Es kann zur Unterstützung und Verbesserung des hormonellen Gleichgewichts und zur Wiederherstellung einer regelmäßigen Menstruationszyklusaktivität bei polyzystischem Ovarsyndrom beitragen.
2. Der Verzehr von Fetten, die für den Körper essenziell sind, hilft Ihnen nicht nur, wichtige Fettspeicher für den Fötus anzulegen, sondern unterstützt auch die richtige Entwicklung des Gehirns und der Nerven Ihres Babys.
3. Es ist ein hervorragendes natürliches Mittel zur Kontrolle des Blutzuckers bei Schwangerschaftsdiabetes.

Außerdem reduziert die ketogene Diät die morgendliche Übelkeit, Fehlgeburten und Präeklampsie drastisch.

Es ist wichtig zu wissen, dass wir jederzeit mit einer ketogenen Diät beginnen können. Optimal ist es, mit der Einnahme mindestens zwei Monate vor einer möglichen Schwangerschaft zu beginnen. Wenn dies nicht möglich ist, sollten Sie vor Beginn einer Diät immer Ihren Arzt konsultieren.

Einige Vorsichtsmaßnahmen
1. Ergänzen Sie Ihre Ernährung mit speziellen Nahrungsergänzungsmitteln für schwangere oder stillende Frauen und essen Sie Vollwertkost;
2. Beginnen Sie während der Schwangerschaft keine Diät, um Gewicht zu verlieren;
3. Kombinieren Sie auf keinen Fall intermittierendes Fasten mit der ketogenen Ernährungsweise während der Schwangerschaft. Im Allgemeinen sollten Sie während der Schwangerschaft alle zwei Stunden eine kleine Mahlzeit zu sich nehmen. Sie werden feststellen, dass die Kombination von intermittierendem Fasten überhaupt keine gute Idee ist.

Wecken Sie Ihren Stoffwechsel

Ein langsamer Stoffwechsel ist ein Problem, das sowohl Männer als auch Frauen betrifft und oft die Ursache für die zusätzlichen Kilos ist, die man einfach nicht loswird.
Es gibt einige gute Gewohnheiten, um einen langsamen Stoffwechsel anzukurbeln, ihn aufzuwecken und zu beschleunigen, um mehr Kalorien zu verbrennen und so schneller abzunehmen.

1. **Viel Wasser trinken**: Ich weiß nicht, wie oft ich es schon wiederholt habe, aber viel Wasser zu trinken, mindestens 2 Liter pro Tag, ist nützlich, um Giftstoffe auszuscheiden und Probleme mit Wassereinlagerungen zu vermeiden. Darüber hinaus trägt Wasser dazu bei, den Stoffwechsel zu beleben.
2. **Eiweiß essen**: Um einen langsamen Stoffwechsel wieder in Gang zu bringen, ist es notwendig, eine Diät einzuhalten, die den Stoffwechsel beschleunigt. Das zentrale Element dieser Diät sollte Eiweiß sein, da es die großartige Eigenschaft hat, die Stoffwechselrate um 15-30% zu erhöhen.
Bevorzugen Sie Lebensmittel wie weißes Fleisch und Hülsenfrüchte (wenn Sie eine ketogene Diät machen, achten Sie auf die Kohlenhydratzufuhr von Hülsenfrüchten).
3. **Bewegung**: Regelmäßiger Sport mindestens dreimal pro Woche ist wichtig, um den Stoffwechsel wach und aktiv zu halten. Darüber hinaus wird empfohlen, früh morgens Sport zu treiben. Sobald der Körper aufwacht, erleidet er einen regelrechten Schock, der den Stoffwechsel zwingt, sich schnell zu aktivieren und den ganzen Tag über aktiv zu bleiben.

4. **Verzehr von Lebensmitteln, die den Stoffwechsel beschleunigen:** Es gibt bestimmte Lebensmittel, die genau die Funktion haben, den Stoffwechsel zu beschleunigen, was zu einer Steigerung des Schlankheitsprozesses führt. Walnüsse, Zimt, dunkle Schokolade, Essig und Ingwer sind nur einige der Lebensmittel, die den Stoffwechsel beschleunigen.
5. **Schlafen Sie mindestens 8 Stunden pro Tag:** Wenig und schlechtes Schlafen verlangsamt den Stoffwechsel. Die Wiederherstellung des Schlafrhythmus durch einen Schlaf von mindestens 8 Stunden pro Nacht ist für unser psychophysisches Wohlbefinden unerlässlich. Ihr Stoffwechsel wird es Ihnen danken und die Waage wird Ihnen gute Nachrichten übermitteln.
6. **Tee- und Kaffeetrinken:** Ein Übermaß an Koffein ist zweifellos schlecht für Sie, aber Kaffee beschleunigt Ihren Stoffwechsel um 3-11 %, während Thein ihn um 4-5 % erhöht.

    Gönnen Sie sich mindestens einmal am Tag eine Tasse heißen Tee oder einen guten Kaffee.
7. **Lassen Sie keine Mahlzeiten aus:** Das Auslassen von Mahlzeiten ist nicht nur absolut kontraproduktiv während einer Diät, sondern auch äußerst schädlich für unseren Stoffwechsel. Wenig, aber oft zu essen ist wichtig, um den Stoffwechsel zu beschleunigen und aktiv zu halten. Ich rate Ihnen jedoch, nie mehr als 6 Stunden zwischen den Mahlzeiten verstreichen zu lassen.

Diät bringt den Stoffwechsel in Schwung

Die stoffwechselfördernde Diät ist eine Diät, die darin besteht, an verschiedenen Tagen der Woche unterschiedliche Dinge zu essen, um unseren Stoffwechsel auf wichtige Weise zu aktivieren.
Dieser Diät liegt ein Denkmuster zugrunde: Wenn man dick wird, ist das Problem nicht so sehr, wie viel man isst, sondern was man isst und wie viel man aufnimmt.

Die stoffwechselfördernde Diät ermöglicht es Ihnen, Ihren Stoffwechsel in Schwung zu bringen, ohne dass Sie Hunger leiden müssen. Die Ernährungsprogramme sind speziell darauf ausgerichtet, dass Sie schnell abnehmen.

Tatsächlich ist die Anregung des Stoffwechsels ein Schlüsselfaktor bei der Gewichtsabnahme. Deshalb ist es wichtig, immer einen Diätplan zu befolgen, der nicht nur beim Abnehmen oder Halten des Idealgewichts hilft, sondern auch ein gesundes und richtiges Essverhalten vermittelt.

Super-Stoffwechsel-Diät

Vielleicht haben Sie schon von der Super-Stoffwechsel-Diät gehört. Diese Diät umfasst einen 7-tägigen Zyklus, der mindestens einen Monat lang jeden Montag beginnt. Mindestens 5 Mahlzeiten am Tag (3 Hauptmahlzeiten und 2 Zwischenmahlzeiten) müssen eingenommen werden.

Absolut kein Zucker, Alkohol, Milchprodukte, Koffein, Thein, Hefe, Weizen, Mais und Sojamehl. Diese Diät umfasst 3 Phasen:

PHASE 1

Es handelt sich um die ersten beiden Tage der Woche, an denen Sie Eiweiß und zuckerhaltiges Obst (Ananas oder Melone) und Vollkorngetreide essen sollten.

Auf diese Weise wird die Schilddrüse angeregt, Eiweiß, Kohlenhydrate und Fett zu verbrennen. Der Zucker wird in Energie und nicht in Fett umgewandelt. An diesen Tagen wird körperliche Betätigung empfohlen.

PHASE 2

Am Mittwoch und Donnerstag verzehren Sie keine Kohlenhydrate und kein Fett, sondern nur Eiweiß, also weißes Fleisch, rotes Fleisch, Fisch und Gemüse (Spinat, Brokkoli und Blumenkohl).

An diesen Tagen trainieren Sie, um Ihre Muskeln zu stärken.

PHASE 3

Nehmen Sie von Freitag bis Sonntag gesunde Fette zu sich und reduzieren Sie Eiweiß und Kohlenhydrate. Unter gesunden Fetten verstehe ich EVO-Öl, Oliven, Eier, Nüsse, Avocados und Kokosnuss.

Machen Sie Entspannungsübungen wie Stretching oder Yoga. Dann treten Sie das Gaspedal Ihres Stoffwechsels bis zum Anschlag durch und beschleunigen ihn erheblich.

Wiederholen Sie dieses Programm weitere drei Wochen lang und wiegen Sie sich dabei höchstens einmal pro Woche.

Meiner Meinung nach muss eine gesundheitlich unbedenkliche Ernährung immer auf die spezifischen Bedürfnisse jedes Einzelnen abgestimmt werden, nachdem eine Untersuchung und eine Analyse des körperlichen Zustands durchgeführt wurde.

Die Super-Stoffwechsel-Diät ist ein Ernährungsprogramm, das nach den aktuellen Prominenten "funktioniert".

Ich rate dazu, die Meinung eines Fachmanns unter keinen Umständen durch die des diensthabenden Influencers zu ersetzen.

Lebensmittel und Energie

Jedes Lebensmittel besteht aus einem Gemisch von Stoffen, die als Nährstoffe bezeichnet werden, und die sich in verschiedene Kategorien einteilen lassen:
1. **Makronährstoffe**: Glucide, Lipide und Proteine
2. **Mikronährstoffe**: Vitamine und Mineralien
3. **Wasser**

Der Makronährstoffbedarf wird in Gramm gemessen, der Mikronährstoffbedarf in Milligramm oder Mikrogramm.

Nährstoffe versorgen unseren Organismus

- Chemische Energie: Kohlenhydrate und Fette liefern dem Körper die Energie, die er für alle Körperfunktionen benötigt.
- Plastische Substrate: Proteine sind für die Synthese neuer Gewebe oder die Reparatur bestehender Gewebe unerlässlich.
- Regulatorische Moleküle: Proteine, Vitamine und verschiedene Mineralien greifen in den Körper ein, indem sie den Ablauf von Stoffwechselreaktionen regulieren.
- Flüssigkeitszufuhr: Wasser ist die Hauptquelle für die Flüssigkeitszufuhr in unserem Körper.

Unser Körper benötigt ständig chemische Energie und gewinnt sie durch den Abbau von Kohlenhydraten, Fetten und Proteinen. Mindestens die Hälfte der bei diesem Prozess freigesetzten Energie geht in Form von Wärme verloren; tatsächlich recycelt unser Körper einen Teil dieses Verlustes, um die Körpertemperatur zu regulieren (thermische Homöostase).

Die in den Makronährstoffen enthaltene Energie wird bei den Stoffwechselreaktionen nach und nach freigesetzt.
Diese Energie kann jedoch nicht direkt von den Zellen genutzt werden, sondern muss durch das ATP-Molekül synthetisiert werden. Dieses chemisch instabile Molekül besitzt eine hohe Energieladung und kann sich daher sehr leicht in ein stabileres Produkt umwandeln und dabei Energie freisetzen.

Bei der Umwandlung eines ATP-Moleküls in ADP werden etwa 7,3 Kalorien an nutzbarer Energie freigesetzt.
Die von ATP bereitgestellte Energie hält alle biologischen Vorgänge in unserem Körper aufrecht, weshalb es die Energiewährung unserer Zellen darstellt.

Trotz seiner Bedeutung verfügt der Körper nicht über einen großen Vorrat an ATP. 80 bis 100 Gramm ATP befinden sich im menschlichen Körper, eine Menge, die nur wenige Sekunden lang den Energiebedarf des Körpers decken kann.

Genau aus diesem Grund muss ATP kontinuierlich durch Nährstoffabbau produziert werden.

Maßeinheiten

Die Kalorie ist die herkömmliche Maßeinheit, um sowohl den chemischen Energiegehalt der Nahrung als auch den Energieaufwand des Körpers bei seinen verschiedenen Prozessen auszudrücken.
Die Kalorie ist die Wärmemenge, die erforderlich ist, um die Temperatur von einem Gramm Wasser um 1°C zu erhöhen, also von 14,5 auf 15,5°C.

Da dieser Parameter zu klein ist, um die Bewegungen des Körpers in Energie auszudrücken, wird eine tausendmal größere Größe, die Kcal (Kilokalorie), verwendet.
Kcal beziehen sich nicht auf die Nahrungsquelle, z. B. liefert eine Tafel Schokolade etwa die gleichen Kalorien wie ein gut gewürzter Teller Nudeln.

Obwohl die Energiemenge gleich bleibt, ändern sich mehrere Faktoren, wie z. B. das Gewicht der Lebensmittel und der Verbleib der einzelnen Nährstoffe.
Der Körper verwertet die Nährstoffe nämlich unterschiedlich und leitet sie auf verschiedene Stoffwechselwege, je nachdem, ob es sich um Kohlenhydrate, Proteine oder Fette handelt.

Um die Energiebilanz eines Organismus zu berechnen, müssen daher die mit der Nahrung aufgenommene Energie und der Energieaufwand in Form von biologischer Arbeit und Wärmeabgabe an die Umwelt (Energieabgabe) bewertet werden.

Erlaubte und nicht erlaubte Lebensmittel

Dieses Kapitel soll Ihnen das Leben leichter machen und Ihnen alle Tipps geben, die Sie für einen stressfreien Keto-Einkauf benötigen. Im Folgenden finden Sie eine Liste der Lebensmittel, die erlaubt sind, derjenigen, die erlaubt sind, aber nicht übertrieben werden dürfen, und derjenigen, die absolut verboten sind.
Im 21-Tage-Ernährungsplan verrate ich Ihnen dann die genauen Mengen, die Sie essen müssen, um das Diktat der ketogenen Diät perfekt zu erfüllen.

Es ist nicht möglich, eine Liste aller vorhandenen Lebensmittel zu erstellen; im Zweifelsfall empfehle ich Ihnen, den Kohlenhydrat- oder Zuckergehalt des betreffenden Lebensmittels zu recherchieren, um herauszufinden, ob es innerhalb der zulässigen Tagesmenge liegt. Verwenden Sie zur Unterstützung immer eine Smartphone-App, die Kalorien zählt

Erlaubte Lebensmittel

Gemüse: Spargel, Blumenkohl, Kohl, Brokkoli, Rosenkohl, Fenchel, Chicorée, Pilze, Petersilie, Endivie, Radieschen, Rucola, Schalotten, Spinat, Sellerie, grünes Blattgemüse, Zucchini, Wirsing.

Tierisches Eiweiß: Fleisch (Rind- oder Pferdebrust, Wild, Huhn, Lamm usw.), Fisch (Lachs, Meeresfrüchte, gefangene Fische, Krustentiere, Weichtiere usw.), Eier.

Getrocknete Früchte: Mandeln, Walnüsse, Macadamia-Nüsse, Haselnüsse, Paranüsse, Leinsamen, Kürbiskerne usw.

Fette: Oliven, Avocado, MCT-Öl, Kokosnussöl, EVO-Öl, Walnussöl, Hanföl, Kakaobutter, Butterschmalz, Mayonnaise, die in Fleisch, Fisch und Eiern natürlich enthaltenen Fette, Leinöl.

Getränke: Kaffee, Zichorienkaffee, Kamille, Kokosnussmilch, Mandelmilch, Karkadè (alle streng zuckerfrei).

Essen erlaubt, aber sparsam

Mehle: Mandelmehl, Leinsamenmehl, Kokosnussmehl, Lupinenmehl, Walnussmehl, Haselnussmehl, Flohsamenschalenmehl.

Gemüse: Paprika, Tomaten, Auberginen, grüne Bohnen, Erbsen, Lauch, Zwiebeln.

Gemüse: Karotten, Rote Bete, Kürbis.

Milchprodukte: reife und fette Käsesorten, Büffel- und Kuhmilch-Ricotta, Streichkäse usw. (Beachten Sie, dass diese Lebensmittel nicht immer gut vertragen werden).

Obst: Beeren (Heidelbeeren, Erdbeeren und Himbeeren), Melone, Wassermelone (nur in den zulässigen Mengen).
Süßstoffe: Erythrit, Stevia, Xylit (denken Sie daran, dass dies eine Lebensmittelkategorie ist, die die Ketose erheblich beeinträchtigen kann, verwenden Sie sie sehr sparsam).

Verbotene Lebensmittel

Getreide, getreideähnliche Körner, Getreidemehl, Hülsenfrüchte, Kartoffeln, Kastanien, Zucker aller Art (Saccharose, weißer Zucker, brauner Zucker, Honig, Ahornsirup usw.), Fruchtsäfte, Obst, Kuhmilch.

Speiseplan

Hier ist ein Beispiel für einen Speiseplan. Die Kalorien und Makros der einzelnen Lebensmittel wurden mit einem Kalorienzähler gemessen.

Der Diätplan umfasst 21 Tage, was die ideale Dauer für die ketogene Diät ist.

Ich rate Ihnen, die Behandlung nicht länger als nötig hinauszuzögern, es sei denn, Sie haben sich vorher an einen Spezialisten gewandt.

Der Plan, den ich Ihnen vorstelle, wurde für eine Person mit diesen Eigenschaften entwickelt:

Geschlecht: Weiblich
Alter: etwa 35 Jahre
Höhe: 160 cm
Gewicht: 80 kg
Zielgewicht: 60 kg
Art der Tätigkeit: Nicht sehr aktiv (wie ein Büroangestellter oder eine Hausfrau, die keinen Sport treibt).

Wie es die Regeln der ketogenen Diät vorschreiben, wurden die Makronährstoffe auf diese Prozentsätze festgelegt:

Kohlenhydrate: 10% - Eiweiß: 20% - Fette: 70%.
Nachdem alle diese Merkmale eingestellt sind, schlägt die App eine Ernährung mit 1.500 kcal vor.

Ich erinnere Sie daran, dass es sehr wichtig ist, nicht nur die Menge der Kalorien zu beachten, die Sie Ihrem Körper zuführen, sondern auch die prozentualen Anteile der Makros.
Es ist nicht wichtig, sich an die Grammzahl zu halten, aber es ist wichtig, flexibel genug zu sein und den Stress im Zusammenhang mit der Diät zu reduzieren, damit Sie sie bis zum Ende durchhalten können.

Es spielt keine Rolle, ob Sie an einem Tag etwas Fett oder zusätzliches Eiweiß (maximal 5 %) essen. Wichtig ist jedoch, dass Sie bei den Kohlenhydraten nichts falsch machen, denn sobald Sie etwas mehr kohlenhydratreiche Lebensmittel zu sich nehmen, wird Ihr Körper den Zustand der Ketose verlassen und Sie geben alles umsonst auf.

Wenn Sie abnehmen wollen, achten Sie darauf, dass Sie nicht mehr Kalorien zu sich nehmen, als Sie verbrauchen, da dies Ihr Kaloriendefizit gefährden und zu keinen Ergebnissen führen könnte.

Vergessen Sie nicht die Qualität der Lebensmittel, die Sie zu sich nehmen, und ihre Zubereitung.
Dieses Buch ist nicht als Rezeptbuch gedacht, das Ihnen zeigt, wie Sie unglaubliche Rezepte zubereiten und trotzdem abnehmen können.

Je komplexer die Rezeptur des Essens ist, desto schwieriger ist es für den Körper, es zu verwerten. Deshalb ist es während einer Diät am besten, einfache Lebensmittel ohne große Zubereitung zu essen.

Ich werde keine Würzmittel wie Salz oder Gewürze in die Diät einbeziehen, die Sie nach Belieben verwenden können, aber ich werde die wichtigsten Lebensmittel einbeziehen:
Z.B.: Brokkoli und Öl und nicht die Art der Zubereitung, die Sie beachten sollten.

Warum?
Denn die Zubereitung sollte einfach sein. Ihr Essen sollte in der Pfanne gebraten (niemals frittiert), gekocht, gebacken (ohne Öl, das immer roh verwendet werden sollte) oder gedünstet werden.
Hinweis: Im Ernährungsplan wird Öl immer separat ausgewiesen, so dass Sie die 20 Gramm Öl auf Ihre verschiedenen Gerichte aufteilen können.

Wie geht man mit diesem Ernährungsplan um?
Bevor Sie beginnen, sollten Sie alle Lebensmittel in Ihrer Kalorienzähl-App markieren, damit Sie wissen, wie die Kalorien bei den Mahlzeiten aufgeteilt werden und welche Makronährstoffe sie enthalten.
Wenn Sie ein Lebensmittel ersetzen möchten, geben Sie es einfach in die App ein und bewerten dann, ob es in Ihre Ernährungsparameter passt.

Beispiel: Sie möchten keine Hühnerbrust, sondern Thunfisch.
100 Gramm Hühnerbrust enthalten 1,2 Gramm Fett, 34,9 Gramm Eiweiß und 0 Kohlenhydrate.
100 Gramm natürlicher Thunfisch enthalten 0,3 Gramm Fett, 25,1 Gramm Eiweiß und 0 Kohlenhydrate.

Wenn Sie die Substitution vornehmen, müssen Sie das Gleichgewicht zwischen Fett und Eiweiß wiederherstellen (da Sie 0,9 g weniger Fett und 9,8 g weniger Eiweiß zu sich nehmen), indem Sie vielleicht einen Snack zu sich nehmen.

21 TAGE KETO

TAG 1

Frühstück	Griechischer Joghurt	150 g
	Getrocknete Früchte	50 g
Imbiss	Getrocknete Früchte	50 g
Mittagessen	Lachs	100 g
	Gekochte Zucchini	200 g
	EVO-Öl	30 g
	1 Apfel	
Imbiss	Getrocknete Früchte	50 g
Abendessen	Gebratene Hühnerbrust	100 g
	Spinat	200 g
	EVO-Öl	30 g

1497 Kcal
Kohlenhydrate: 51 g - 13%.

Eiweiß: 77 g - 21%.
Fett: 111gr - 66%.

TAG 2

Frühstück	Weißer Joghurt (ohne Zucker)	100 g
	Mandeln	24
Imbiss	Beeren	50 g
Mittagessen	Eier	3
	Spinat	200 g
	EVO-Öl	20 g
Imbiss	Macadamia-Nüsse	60 g
Abendessen	Bresaola	100 g
	Frische Champignons	200 g
	EVO-Öl	20 g

1482 Kcal
Kohlenhydrate: 36 g - 9%.

Eiweiß: 76 g - 20%.
Fett: 122 g - 71%.

TAG 3

Frühstück	Walnüsse	40 g
	Mandelmilch	200 ml
Imbiss	Mandeln	24
Mittagessen	Ricotta aus Schafsmilch	200 g
	Radicchio	200 g
	EVO-Öl	20 g
Imbiss	Eiklar	200 g
Abendessen	Hühnerkeulen	3 Oberschenkel
	Rosenkohl	200 g
	EVO-Öl	20 g

1489 Kcal
Kohlenhydrate: 37 g - 10%.

Eiweiß: 85 g - 22%.
Fett: 113 g - 68%.

TAG 4

Frühstück	Weißer Joghurt (ohne Zucker)	100 g
	Mandeln	24
Imbiss	Erdbeeren	40 g
Mittagessen	Naturbelassener Thunfisch	100 g
	Avocado	80 g
	Kopfsalat	150 g
	EVO-Öl	20 g
Imbiss	Macadamia-Nüsse	40 g
Abendessen	Schweinesteak	100 g
	Blumenkohl	100 g
	EVO-Öl	20 g

1448 Kcal
Kohlenhydrate: 38 g - 10%.

Eiweiß: 71 g - 19%.
Fett: 119 g - 71%.

TAG 5

Frühstück	Kokosnussmilch	150 ml
	Mandeln	6
Imbiss	Melone	100 g
Mittagessen	Lamm	200 g
	Zucchini	200 g
	EVO-Öl	20 g
Imbiss	Macadamia-Nüsse	40 g
Abendessen	Eier	3
	Spargel	100 g

1496 Kcal
Kohlenhydrate: 32 g - 8%.

Eiweiß: 71 g - 19%.
Fett: 124 g - 73%.

TAG 6

Frühstück	Eier	2
	Fenchel	1 Stück
Imbiss	Walnüsse	60 g
Mittagessen	Makrele	120 g
	Kopfsalat	150 g
	EVO-Öl	20 g
Imbiss	Mandelmilch	200 ml
Abendessen	Kaninchenbraten	100 g
	Spinat	200 g
	EVO-Öl	20 g

1469 Kcal
Kohlenhydrate: 31 g - 8%.

Eiweiß: 89 g - 24 %.
Fett: 112 g - 68%.

TAG 7

Frühstück	Kokosnussmilch	100 ml
	Mandeln	18
Imbiss	Wassermelone	100 g
Mittagessen	Schwertfisch	200 g
	Wirsingkohl	200 g
	EVO-Öl	20 g
Imbiss	Mandeln	18
Abendessen	Rindfleisch-Burger	100 g
	Kopfsalat	150 g
	EVO-Öl	20 g

1481 Kcal
Kohlenhydrate: 30 g - 9%.

Eiweiß: 79 g - 22%.
Fett: 106 g - 69%.

TAG 8

Frühstück	Weißer Joghurt (ohne Zucker)	100 g
	Mandeln	18
Imbiss	Macadamia-Nüsse	40 g
Mittagessen	Hühnerbrust	150 g
	Brokkoli	100 g
	EVO-Öl	20 g
Imbiss	Mandeln	18
Abendessen	Lachs	100 g
	Avocado	80 g
	Kopfsalat	150 g
	EVO-Öl	20 g

1471 kcal
Kohlenhydrate: 36 g - 9%.

Eiweiß: 80 g - 21%.
Fett: 119 g - 70 Prozent

9. TAG

Frühstück	Weißer Joghurt (ohne Zucker)	100 g
	Mandeln	24
Imbiss	Beeren	50 g
Mittagessen	Eier	3
	Spinat	200 g
	EVO-Öl	20 g
Imbiss	Macadamia-Nüsse	60 g
Abendessen	Bresaola	100 g
	Frische Champignons	200 g
	EVO-Öl	20 g

1482 Kcal
Kohlenhydrate: 36 g - 9%.

Eiweiß: 76 g - 20%.
Fett: 122 g - 71%.

TAG 10

Frühstück	Walnüsse	40 g
	Mandelmilch	200 ml
Imbiss	Mandeln	24
Mittagessen	Ricotta aus Schafsmilch	200 g
	Radicchio	200 g
	EVO-Öl	20 g
Imbiss	Eiklar	200 g
Abendessen	Hühnerkeulen	3 Oberschenkel
	Rosenkohl	200 g
	EVO-Öl	20 g

1489 Kcal
Kohlenhydrate: 37 g - 10%.

Eiweiß: 85 g - 22%.
Fett: 113 g - 68%.

TAG 11

Frühstück	Griechischer Joghurt	150 g
	Getrocknete Früchte	50 g
Imbiss	Getrocknete Früchte	50 g
Mittagessen	Lachs	100 g
	Gekochte Zucchini	200 g
	EVO-Öl	30 g
	1 Apfel	
Imbiss	Getrocknete Früchte	50 g
Abendessen	Gebratene Hühnerbrust	100 g
	Spinat	200 g
	EVO-Öl	30 g

1497 Kcal
Kohlenhydrate: 51 g - 13%.

Eiweiß: 77 g - 21%.
Fett: 111gr - 66%.

TAG 12

Frühstück	Kokosnussmilch	150 ml
	Mandeln	6
Imbiss	Melone	100 g
Mittagessen	Lamm	200 g
	Zucchini	200 g
	EVO-Öl	20 g
Imbiss	Macadamia-Nüsse	40 g
Abendessen	Eier	3
	Spargel	100 g

1496 Kcal
Kohlenhydrate: 32 g - 8%.

Eiweiß: 71 g - 19%.
Fett: 124 g - 73%.

TAG 13

Frühstück	Eier	2
	Fenchel	1 Stück
Imbiss	Walnüsse	60 g
Mittagessen	Makrele	120 g
	Kopfsalat	150 g
	EVO-Öl	20 g
Imbiss	Mandelmilch	200 ml
Abendessen	Kaninchenbraten	100 g
	Spinat	200 g
	EVO-Öl	20 g

1469 Kcal
Kohlenhydrate: 31 g - 8%.

Eiweiß: 89 g - 24 %.
Fett: 112 g - 68%.

TAG 14

Frühstück	Weißer Joghurt (ohne Zucker)	100 g
	Mandeln	24
Imbiss	Erdbeeren	40 g
Mittagessen	Naturbelassener Thunfisch	100 g
	Avocado	80 g
	Kopfsalat	150 g
	EVO-Öl	20 g
Imbiss	Macadamia-Nüsse	40 g
Abendessen	Schweinesteak	100 g
	Blumenkohl	100 g
	EVO-Öl	20 g

1448 Kcal
Kohlenhydrate: 38 g - 10%.

Eiweiß: 71 g - 19%.
Fett: 119 g - 71%.

TAG 15

Frühstück	Griechischer Joghurt	150 g
	Getrocknete Früchte	50 g
Imbiss	Getrocknete Früchte	50 g
Mittagessen	Lachs	100 g
	Gekochte Zucchini	200 g
	EVO-Öl	30 g
	1 Apfel	
Imbiss	Getrocknete Früchte	50 g
Abendessen	Gebratene Hühnerbrust	100 g
	Spinat	200 g
	EVO-Öl	30 g

1497 Kcal
Kohlenhydrate: 51 g - 13%.

Eiweiß: 77 g - 21%.
Fett: 111gr - 66%.

16. TAG

Frühstück	Walnüsse	40 g
	Mandelmilch	200 ml
Imbiss	Mandeln	24
Mittagessen	Ricotta aus Schafsmilch	200 g
	Radicchio	200 g
	EVO-Öl	20 g
Imbiss	Eiklar	200 g
Abendessen	Hühnerkeulen	3 Oberschenkel
	Rosenkohl	200 g
	EVO-Öl	20 g

1489 Kcal
Kohlenhydrate: 37 g - 10%.

Eiweiß: 85 g - 22%.
Fett: 113 g - 68%.

TAG 17

Frühstück	Kokosnussmilch	100 ml
	Mandeln	18
Imbiss	Wassermelone	100 g
Mittagessen	Schwertfisch	200 g
	Wirsingkohl	200 g
	EVO-Öl	20 g
Imbiss	Mandeln	18
Abendessen	Rindfleisch-Burger	100 g
	Kopfsalat	150 g
	EVO-Öl	20 g

1481 Kcal
Kohlenhydrate: 30 g - 9%.

Eiweiß: 79 g - 22%.
Fett: 106 g - 69%.

TAG 18

Frühstück	Kokosnussmilch	150 ml
	Mandeln	6
Imbiss	Melone	100 g
Mittagessen	Lamm	200 g
	Zucchini	200 g
	EVO-Öl	20 g
Imbiss	Macadamia-Nüsse	40 g
Abendessen	Eier	3
	Spargel	100 g

1496 Kcal
Kohlenhydrate: 32 g - 8%.

Eiweiß: 71 g - 19%.
Fett: 124 g - 73%.

TAG 19

Frühstück	Weißer Joghurt (ohne Zucker)	100 g
	Mandeln	18
Imbiss	Macadamia-Nüsse	40 g
Mittagessen	Hühnerbrust	150 g
	Brokkoli	100 g
	EVO-Öl	20 g
Imbiss	Mandeln	18
Abendessen	Lachs	100 g
	Avocado	80 g
	Kopfsalat	150 g
	EVO-Öl	20 g

1471 kcal
Kohlenhydrate: 36 g - 9%.

Eiweiß: 80 g - 21%.
Fett: 119 g - 70 Prozent

TAG 20

Frühstück	Kokosnussmilch	100 ml
	Mandeln	18
Imbiss	Wassermelone	100 g
Mittagessen	Schwertfisch	200 g
	Wirsingkohl	200 g
	EVO-Öl	20 g
Imbiss	Mandeln	18
Abendessen	Rindfleisch-Burger	100 g
	Kopfsalat	150 g
	EVO-Öl	20 g

1481 Kcal
Kohlenhydrate: 30 g - 9%.

Eiweiß: 79 g - 22%.
Fett: 106 g - 69%.

TAG 21

Frühstück	Weißer Joghurt (ohne Zucker)	100 g
	Mandeln	24
Imbiss	Beeren	50 g
Mittagessen	Eier	3
	Spinat	200 g
	EVO-Öl	20 g
Imbiss	Macadamia-Nüsse	60 g
Abendessen	Bresaola	100 g
	Frische Champignons	200 g
	EVO-Öl	20 g

1482 Kcal
Kohlenhydrate: 36 g - 9%.

Eiweiß: 76 g - 20%.
Fett: 122 g - 71%.

50 KETO-REZEPTE

Scannen Sie den QR-Code

Geben Sie Ihre Daten ein und Sie erhalten mein Kochbuch mit 50 leckeren und leicht zuzubereitenden Keto-Rezepten sofort an Ihre E-Mail-Adresse!

Schlussfolgerungen

Unsere Reise endet hier, auch wenn dies für Sie erst der Anfang ist. Konzentrieren Sie sich auf Ihre Ziele und Sie werden sehen, dass die Ergebnisse nicht lange auf sich warten lassen werden.
Sie werden nicht nur große Veränderungen auf ästhetischer Ebene feststellen, sondern auch eine spürbare Steigerung Ihrer Energie und Ihrer geistigen Gesundheit.

Achten Sie jeden Tag auf sich und denken Sie daran, dass Sie sich bei Zweifeln oder Unsicherheiten an einen Fachmann wenden sollten, der Ihnen alle Tipps geben kann, die Sie brauchen, um Fehler zu vermeiden.
Ich hoffe, dass ich Ihnen hilfreich war und zumindest teilweise zu Ihrer Wiedergeburt beigetragen habe.

Wenn dieses Buch dazu beigetragen hat, dass Sie die Prinzipien der ketogenen Ernährung wirklich verstehen, aber nicht nur das, wäre es toll, eine Rezension von Ihnen auf Amazon.de zu lesen.

Ich wünsche dir alles Gute im Leben, denn du hast es verdient.

Printed in Poland
by Amazon Fulfillment
Poland Sp. z o.o., Wrocław